ARKANA

Buch

Monika Helmke Hausen kombiniert das Wirkungsspektrum der Schüßler'schen Mineralsalze mit dem der Vitalstoffe in Obst und Gemüse. Jüngsten Forschungsergebnisen zufolge gibt es hier erstaunliche Analogien. Durch das Zusammenwirken wird eine ganzheitliche, noch tiefer greifende Anwendung der Schüßlersalze erreicht. Ananas helfen beim Abnehmen, Erdbeeren bei Migräne, Himbeeren, wo die Seele sich nicht adäquat auf die Anforderungen des Alltags einzustellen vermag.

Die Autorin hat zu jedem Bereich eine Kuranwendung entwickelt, welche den körpereigenen Heilvorgang in Gang bringt und dauerhaft unterstützt. Ob es sich um Einschränkung der Bewegungsfähigkeit bei Ischias, Venenschwäche oder einen grippalen Infekt handelt, Monika Helmke Hausen rückt den Beschwerden auf sanfte Weise zu Leibe. Sie stellt neben den konkreten biochemischen Inhaltsstoffen auch die symbolische Wirkung der Früchte über ihre Farbe in den Vordergrund und zeigt, mit welchen Schüßlersalzen kombiniert sie die größte Wirkung entfalten.

Autorin

Die Heilpraktikerin Monika Helmke Hausen hat die Anwendung der Schüßlersalze mehr als 15 Jahre lang praktisch erprobt. Als naturheilkundliche Gesundheitsberaterin führte sie Seminare und Beratungen durch. Aus ihrem großen Erfahrungsschatz schöpfte sie für ihre zahlreichen heilkundlichen Bücher, unter anderem zu den Heilkräften von Obst und Gemüse.

Von Monika Helmke Hausen ist im Goldmann Verlag außerdem erschienen:

Lebensquell Schüßlersalze (21633)
Taschenkompass Schüßlersalze (21688)

MONIKA HELMKE HAUSEN

Entschlackungs-Kuren

mit Schüßlersalzen,
Obst und Gemüse

ARKANA
GOLDMANN

Die Erstveröffentlichung dieses Buches erschien 2001
unter dem Titel »Schüßlersalze. Wohlfühl-Kuren mit Früchten und Gemüse«
im Verlag Hermann Bauer, Freiburg i. Br.

Zeichnungen von Eva Maria Peters

Neuveröffentlichung, August 2004

Umschlaggestaltung: Design Team München
Umschlagfoto: Mikrophotographische Interferenzaufnahme
des Salzes Nr. 6, Kalium sulfuricum,
von Veikko Börner, © 2001 Monika Helmke Hausen
Satz: Barbara Rabus, Sonthofen
Druck: Clausen & Bosse, Leck
Verlagsnummer: 21689
WL · Herstellung: WM
Made in Germany
ISBN 3-442-21689-3
www.goldmann-verlag.de

1. Auflage

Die Entschlackungs-Kuren in der Übersicht

Inhalt

Die vierzehn Wohlfühl-Kuren

Verzeichnis der Rezepte

Dank

Ich danke meiner Tochter Eva Maria für das Aufschreiben meiner meditativ erhaltenen Texte und ihre tatkräftige Hilfe, u. a. für die Bearbeitung des Tabellenwerkes. Ihre Zeichnungen bereichern dieses Werk auf eine wundervolle Weise.

Ich danke der »Crew« des Hermann-Bauer-Verlages, Erika Schuler-Konietzny und Gabriele Kilian sowie besonders meiner Lektorin Martina Klose, die dieses Buch in seinem Entstehen begleitet haben, für ihre unkomplizierte und tolle Kooperation. Ein weiterer Dank an das gesamte Team des Goldmann Verlages, das diese Neuausgabe betreut und ermöglicht hat!

Für die Covergestaltung wurde eine mikrophotographische Interferenzaufnahme des Salzes Nr. 6, Kalium sulfuricum, verwendet. Ermöglicht wurde diese Aufnahme durch die Bereitstellung eines Mikroskops der Firma Carl Zeiss Optik in Jena und der Ursprungssalze durch die PHYTOMED AG in der Schweiz, sowie dem Photograph und Designer Veikko Börner, der sich die Zeit nahm, die Aufnahmen gemeinsam mit mir zu machen. Diesen Helfern gilt mein besonderer Dank!

Etlichen weiteren ungenannten Helfern, Freunden und meiner Familie sei Dank, dass sie in den herausfordernden Situationen, an denen das Jahr 2000 wahrlich nicht arm war, mit vollem Einsatz für mich da waren und so ihren Beitrag dazu leisteten, dass dieses Buch doch noch – was zeitweise fast nicht mehr möglich erschien! – zeitgerecht erscheinen kann!

Möge auch dieses Werk seinen Weg in die Herzen meiner Leser finden und dort auf seine Weise mithelfen, den Weg ins neue Jahrtausend mit immer mehr Freude und Leichtigkeit zu erfüllen!

Dieses Buch ist, wie auch meine anderen vier »Bücherkinder«, mit aus dem Quell einer übergeordneten Wahrheit entstanden, und so will ich auch meiner höheren Führung, den Engeln, vielerlei Naturwesen und *Göttin Natur* danken. Möge ihr Segen alle Geschöpfe heilsam geleiten!

Planet Erde, im Februar 2001 *Monika Helmke Hausen*

Heil werden und das Leben genießen mit Kurdrinks von Früchten und Schüßlersalzen

In den Jungbrunnen steigen

Mit frischen Früchten und Gemüsen besitzen Sie ein Geschenk von Mutter Natur, das geradezu unschätzbaren Wert hat: einen wahren Jungbrunnen für Geist, Körper und Seele. Der Jungbrunnen, in den ich Sie einlade hineinzusteigen, besteht aus *biovitalem Wasser* – dem quicklebendigen Zellwasser frischer Früchte und Gemüse.

In diesem Zellwasser sind kosmisches Licht samt höchst spezifischer Farb-Licht-Qualitäten eingespeichert. Und es ist ja so einfach: Wir brauchen die heilsamen Licht- und Farb-Informationen von Früchten und Gemüsen und deren Säften ja nur lustvoll in uns aufzunehmen. Wenn wir unser Bewusstsein außerdem mit den heilenden Informationen verbinden; wenn wir uns überdies ein wenig mit den Farben beschäftigen, die wir einfach trinken können; wenn wir womöglich ein wenig dankbar sind für das Geschenk, das uns unser wunderbarer Planet Erde hier zukommen lässt, erfüllt der Zellwasser-Jungbrunnen frischer Früchte seinen Zweck: Er gibt uns Freude am Leben, verbessert unsere geistige, seelische und körperliche Verfassung, schenkt neue lichtvolle Ideen zu unserer ganz persönlichen Lebensgestaltung, und wir werden uns wieder zunehmend wohler fühlen!

Des Weiteren lade ich Sie ein, Ihren Jungbrunnen mit Wasser, das durch zwölf homöopathische Mineralsalze – *den Lebensquell heilsamer Schüßlersalze* – auf eine höhere und strahlendere Energiestufe gehoben wurde, anzureichern! Alles, was Sie bei Ihrer Kur zu den Schüßlersalzen wissen wollen, finden Sie in den entsprechenden Kapiteln. Doch so viel sei schon hier erwähnt: Diese zwölf heilsamen Minerale – ich nenne sie »Lebenssalze« – kommen in jedem menschlichen Organismus, in jeder Zelle, in allen Organen, im Blut, in der Lymphe, in allen Nervenzellen, in Haut, Zähnen, Haaren und

Nägeln ... einfach überall vor. Sie steuern *alle* Lebensvorgänge und haben zudem Einfluss auf unser Gemüt. Sie reinigen uns von körperlichen wie seelischen Giftstoffen (Sie finden dies bei manchen Kuren als »Clearing« bezeichnet), und sie bauen uns auf und stärken uns, wenn wir dessen bedürfen. Wer sich einmal auf den so heilsamen Lebensquell der Schüßlersalze eingelassen hat, dem werden sie meist aufgrund ihrer umfassenden und natürlichen Heilkräfte und ihrer leichten Anwendung zu lebenslangen Begleitern!

Sanfte Kurtage für Schlankheit, Gesundheit und Schönheit

Wenn Sie Ihre Jungbrunnen-Kur mit Drinks aus frischen Früchten, Mandelmilch und heißem Mineralsalzwasser einmal begonnen haben, werden Sie vermutlich, wie auch ich, bereits nach zwei bis drei Tagen feststellen, dass Ihre Augen klarer werden, die Haut straffer, dass das Gesicht neue Konturen bekommt, dass überflüssige Pfunde abgebaut werden und Sie sich rundherum einfach schöner, vitaler und strahlender fühlen und auch so aussehen. Sie fühlen sich aktiver und frischer. Herausforderungen werden leichter bewältigt, Ihre Seele und Ihr »Nervenkostüm« werden harmonischer. Meditationen und Visualisationen gelingen besser, Ihre innere Stimme wird klarer, Sie erhalten innere Botschaften einfacher und steuern somit Ihr Leben zunehmend besser und können es insgesamt erleichtern.

Nun, diese ersten Tage geben uns genau die Hilfe, die wir brauchen, um uns neu zu »programmieren« und unsere bevorzugt ausgewählte Kur so lange weiterzuführen, bis wir uns mit uns selbst dauerhaft immer besser fühlen! Lassen Sie sich aber bitte Zeit für eine positive Veränderung und genießen Sie die Kuren in der Weise, wie es sich für Sie am stimmigsten anfühlt. Machen Sie ab und zu einen oder auch mehrere Früchte-Kurtage oder eine eher intensive Kurwoche – so, wie es zu Ihnen und Ihren Lebensabläufen gerade am besten passt.

Intensive Kurwochen für Körper, Geist und Seele

Nun geht es natürlich bei den vorgestellten Früchte- und Gemüsekuren nicht nur ums Wohlfühlen, weil wir uns jugendlicher, strahlender, schöner oder von überflüssigem Gewicht erlöst fühlen wollen, obwohl dies sozusagen recht erfreuliche Begleiterscheinungen sind. Es geht vor allem ums Gesundbleiben oder Wieder-gesund-Werden, um bessere Nerven und ein ausgeglicheneres humoriges Gemüt. Und so werden Sie sich ganz nach Ihren individuellen Bedürfnissen und Beschwerden die Kuren auswählen, zusammenstellen und bevorzugt diejenigen durchführen, die Ihnen gut tun. Dabei gilt: Je stärker Ihre Beschwerden sind und je länger sie bereits andauern, desto intensiver und vor allem ausdauernder sollte Ihre Kur sein. Und denken Sie daran: Die vorgestellten Früchte und Gemüse haben – genauso wie die ausgewählten Schüßlersalze – ausgesprochene Heileigenschaften. Je besser Sie all diese Heilenergien für Ihr ganz persönliches Leben nutzen wollen, desto regelmäßiger und länger sollten Sie die Kurdrinks Ihrer Früchte und Ihres Schüßlersalze-Wassers anwenden. Genauso eben wie eine Medizin: Diese nehmen Sie ja auch nicht nur gelegentlich ein, sondern meist 1- bis 3-mal täglich. So halten Sie es nun mit Ihrer »Nahrungsmedizin«: Nehmen Sie diese mindestens 1- bis 3-mal täglich zu sich und stets *½ Stunde vor den Mahlzeiten*. Dies ist die Zeit, die süße Früchte, Frucht- und Gemüsesäfte benötigen, um den Magen wieder zu verlassen.

Wie lange Sie eine der vorgestellten Kuren durchführen oder eine Kombination mehrerer »Medizinfrüchte« zu sich nehmen, das liegt ganz bei Ihnen: *Achten Sie auf die Signale Ihres Körpers.* Er wird Ihnen mitteilen, wie oft, wie lange und wie intensiv er nach den Früchten und Fruchtsäften, den Gemüsen und Salaten verlangt. Sie werden sehen: Nach einigen Wochen können Sie sich ein Leben ohne Ihre sonnigen Früchtedrinks und ohne Ihr heißes Mineralsalzwasser gar nicht mehr vorstellen. Und das ist gut so: *Machen Sie am besten gleich eine lebenslange Gewohnheit daraus!*

Stellen Sie Ihre Ernährung auf die so genannte »Trennkost« um – zu dieser optimal physiologischen Ernährungsweise gibt es heute in jeder Buchhandlung ausreichend Literatur –, und wenn Sie es nicht bei jeder Mahlzeit schaffen, Eiweiß und Kohlenhydrate voneinander getrennt zu sich zu nehmen (denn darum geht es hier), so reicht es schon, dies immer öfter zu tun.

Ihre Jungbrunnen-Kur freudvoll vorbereiten

Freuen Sie sich schon beim Einkaufen: Holen Sie sich die besten und vitalsten Früchte ins Haus, die Sie bekommen können, und auch genug davon, so dass sie stets genügend Vorrat haben. Denn wenn Sie sonst beispielsweise am Abend Lust auf etwas zum Knabbern bekommen, greifen Sie ja auch einfach in Ihre Vorratsschränke. Jetzt sind anstelle der Schränke Ihre Obst- und Gemüsekörbe und attraktiven Fruchtschalen mit den herrlichsten »Medizinfrüchten« gefüllt.

Kaufen Sie sich ruhig gleich zwei oder drei Ananas, wenn sie wohl schmeckende und reife Früchte gefunden haben (sie halten sich meist gut), holen Sie sich die herrlichsten Äpfel, die Sie finden können. Verschiedenste Früchte und natürlich Ihre Lieblingsfrüchte sollten zur Auswahl ständig im Haus sein. Legen Sie sich zudem einen Vorrat an Mandeln zu, so haben Sie alles, was Sie brauchen, stets griffbereit. Räumen Sie Kühlschrank und Vorratsschränke von allem frei, was Sie während der Kur nicht zu sich nehmen wollen: tierisches Eiweiß wie Fleisch und Wurst, Käse, Konserven, Tütensuppen und andere vorgefertigte Nahrung. Auch Limonaden, Cola usw. sollten Sie aus Ihrem Gesichtskreis verbannen.

Was Sie für die hier vorgestellten Kuren an Geräten brauchen, ist ein Mixer – ein Stabmixer tut es notfalls auch, wenn Sie zusätzlich eine Mandelmühle haben. Mit einem Mixer, der heute preiswert zu bekommen ist, macht das Kuren aber mehr Spaß: Es geht schneller, die leckeren Drinks zuzubereiten, und außerdem macht es schon optisch viel Spaß, mit den Früchten und ihren Farben zu experimentieren. Ein Entsafter würde Ihre Küchenausstattung perfekt ergänzen und ist beispielsweise bei einer Karottensaft-Kur unumgänglich.

Suchen Sie sich vertrauenswürdige und sympathische Bio-Händler und fühlen Sie sich ganz bewusst schon in deren Verkaufsräumen wohl, durchstreifen Sie die Wochenmärkte und halten Sie Ausschau nach einem Bio-Marktstand, auch damit stimmen Sie sich bereits auf Ihre Wohlfühl-Kur ein. »Bio« müssen Ihre Früchte natürlich sein, wenn Sie Heilung erwarten wollen – und schauen Sie nicht auf den Preis! Wenn Sie unbedingt vergleichen wollen, so schauen Sie, wie viel Sie für andere Nahrungsmittel derzeit sparen; wie viel Zeit und Energie Sie sparen, die Sie sonst am Herd verbracht hätten, und wie viel Geld Sie vor allem für die schulmedizinischen gelben, grünen, roten und sonstigen magischen Pillen sparen, für synthetische Vitamine, für Medikamente; wie viel Zeit, die Sie womöglich in Arztpraxen sitzen würden … und vielleicht fällt Ihnen noch anderes dazu ein.

Die Wohlfühl-Ernährung

Um uns so richtig rundherum wohl zu fühlen, richten wir uns in der Ernährung nach den biologischen Zyklen unseres Organismus, wie nachfolgend aufgeführt: Unser Körper ist auf die Nahrungsaufnahme von 12 bis 20 Uhr, auf die Aufnahme und Verwertung der Nährstoffe von 20 bis 4 Uhr und auf die Ausscheidung der Schlacken von 4 Uhr bis 12 Uhr eingestellt.

Der Nahrungskreislauf und seine physiologischen Zeiten für Aufnahme, Umwandlung, Abgabe und Verwertung von Energie und Licht

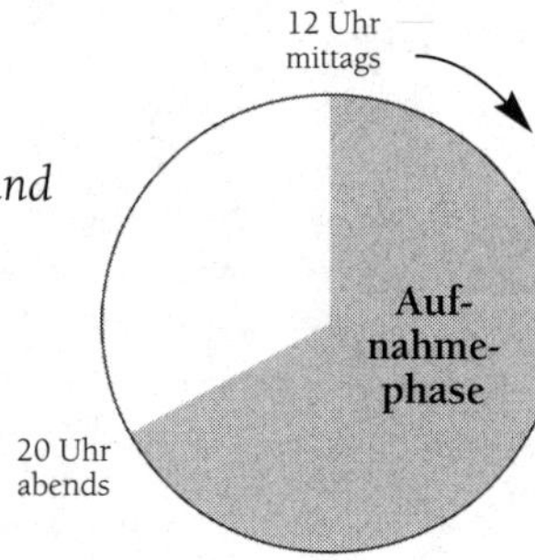

***12 bis 20 Uhr:* Aufnahmephase**

Aufnehmen von möglichst reiner, licht- und energiereicher Nahrung (Yin)

Mittagessen: vorwiegend grüne Salate, basenreiche Früchte und Frischkost, kurz gedünstete Gemüse; dazu wenig Kohlenhydrate oder Eiweiß

Imbiss am Nachmittag: Früchte und Nüsse, Kohlenhydrate

Abendessen: ½ Stunde vor dem Essen: Früchte, dann: Grüner Salat, Salate, kurz gedünstete oder gebackene Gemüse, dazu: wenig Kohlenhydrate oder Eiweiß (höchstens 1-mal täglich, besser nur 2- bis 3-mal wöchentlich)

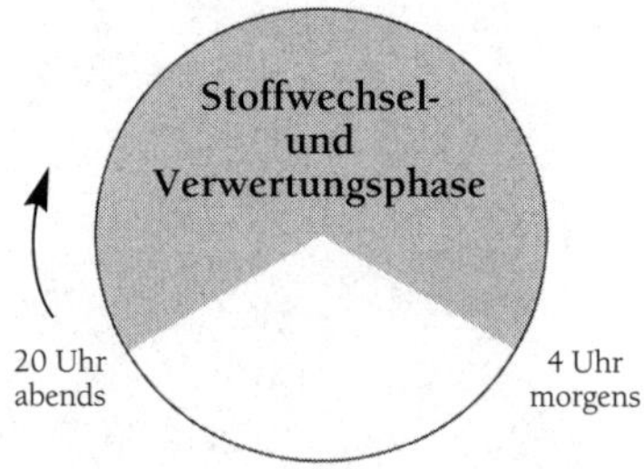

***20 bis 4 Uhr:* Stoffwechsel- und Verwertungsphase**

Abbauen, Umbauen, Einbauen und Verwerten der Stoffe; Aufnehmen von Licht und Energie in die Zellen

Ruhe-, Erholungs- und Schlafphase

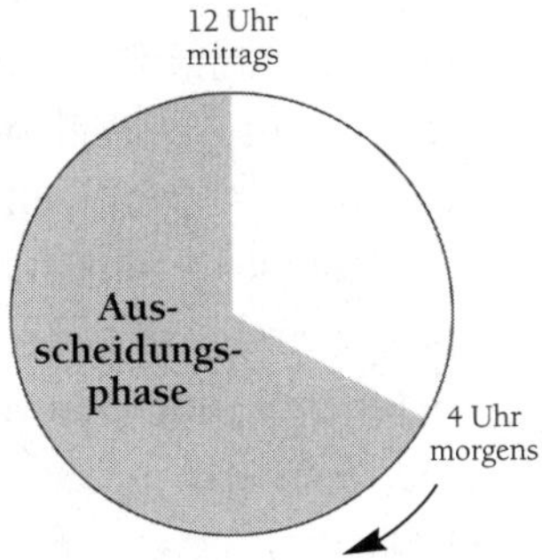

4 bis 12 Uhr: Ausscheidungsphase

Das aufgenommene Licht und die Energie arbeiten lassen und für geistige und körperliche Aktivität und Arbeit verwenden, Abgeben von Reststoffen (Yang)

Nach dem Aufstehen: zur erfrischenden Dusche von außen kommt die erquickende Dusche von innen! Entgiftendes »Clearing« mit viel heißem Wasser: mit Schüßlersalzen, mit Zitrone, mit Apfelessig, Kräutertees, Pu-erh-Tee

Frühstück und vormittags: Mandelmilch, frisch gepresste Fruchtsäfte, alle rohen Früchte, bevorzugt wasserreiche, entgiftende und enzymreiche Früchte (z. B. Grapefruits, Zitrusfrüchte, Erdbeeren, Himbeeren, Ananas, Kiwis, Melonen, Äpfel)

Gesund und schlank sein

Der Jungbrunnen Zellwasser, die Vitalstoffe und Enzyme und die Farb-Licht-Informationen (siehe Kapitel »Heilende Schöpfungsstrukturen in Früchten und Gemüse«, S. 71ff.) von Früchten und Gemüsen helfen Ihnen, Stoffwechselmüll und Toxine abzubauen und auszuscheiden. Die Spurenelemente, Vitamine, Mineralstoffe und die Farb-Licht-Energien bauen Ihre Gesundheit auf und machen Sie so heil wie im Einzelfall eben möglich. Die Schüßlersalze-Drinks vitalisieren und heilen Körper und Gemüt auf ihre besondere Weise und *tragen dazu bei, dass Ihr Organismus aus dem Nahrungsangebot wirklich alles Heilsame und ihm Nützliche in optimaler Weise entnehmen kann.* Bereiten Sie sich am Morgen Ihre Säfte und Ihre Mandelmilch-Fruchtdrinks für den ganzen Tag zu und füllen Sie diese am besten in eine Glasflasche mit weitem Hals, die zum Arbeitsplatz und für unterwegs mitgenommen werden kann. Probieren Sie aus, wie viel Sie brauchen, um sich wirklich satt und rundherum wohl zu fühlen.

Heutzutage will jeder schlank sein, Schlanksein ist »in«, und zugleich gibt es so viele Übergewichtige wie nie zuvor – Tendenz zunehmend. Mit den Wohlfühl-Vital-Kurdrinks, die aus Mandelmilch, Früchten und Gemüsen bestehen, können Sie es schaffen! Probieren Sie es aus, Sie werden überrascht sein: 3 Esslöffel Mandeln und 2 oder 3 Bananen, neben den sonst für Ihren Drink ausgewählten Früchten, geben Ihnen (außer der heilenden und entgiftenden Kraft) über den Tag hinweg das nötige Sättigungsgefühl.

Sie müssen und sollen nicht hungern und keine Kalorien zählen! Besorgen Sie sich (gleichgültig, welche Frucht Sie für Ihre Kur ausgewählt haben) auch Bio-Äpfel. Probieren Sie verschiedene Sorten aus, um herauszufinden, welche Ihnen am besten schmecken und Sie gleichzeitig erfrischen. Vielleicht haben Sie Lust, zum Einstieg einen ganzen Tag lang Äpfel zu essen … so viele Sie mögen. Sie werden sich schon nach wenigen Tagen entlastet, lichter, befreiter und leichter fühlen! In Ihrem Früchte-Jungbrunnen gibt's nicht nur Entgiftung, Entkrampfung, Heilung und Vitalität, sondern auch Schönheit! Die zunehmende innere Klarheit und Schönheit spiegeln sich bald in zunehmender äußerer Schönheit, dazu in einem verbesserten »Nervenkostüm« und in einer mehr und mehr harmonischen Geist- und Seelenausstrahlung wider.

Sie finden nun nachfolgend noch einige zusammenfassende Tipps, mit deren Hilfe Sie sich Ihre persönliche Wohlfühl-Ernährung zusammenstellen. Sie helfen übrigens ebenso, gesund zu werden oder zu bleiben wie abzunehmen.

Die wichtigsten Wohlfühl-Ernährungs-Tipps

Woraus Ihr Jungbrunnen besteht

Ihr Jungbrunnen besteht neben dem biovitalen Zellwasser Ihrer Früchte und Gemüse samt seinen Farb-Licht-Informationen aus homöopathischen Mineralsalzen! Trinken Sie also davon, so oft und so viel Sie können! Mindestens 1 Liter Ihres homöopathischen Mineralsalzdrinks täglich, dazu kommen eventuell noch unterstützende Tees. Wenn Sie Ihre Wohnung putzen, nehmen Sie auch nicht nur einen Becher Wasser, sondern einen Eimer voll. Und: Sie nehmen kein kaltes, sondern heißes Wasser. Und Sie nehmen das Wasser nicht pur, sondern Sie geben ein Reinigungsmittel hinein. Dieses Prinzip ist Ihnen ebenfalls ein Selbstverständnis, wenn Sie Ihre morgendliche Dusche genießen.

Dasselbe tun Sie nun mit Ihren inneren Räumen und Ihrer innerlichen täglichen Reinigung: Sie trinken viel Wasser. Sie trinken möglichst heißes Wasser. Und Sie geben bioaktive »Reinigungsmittel« hinein – eben Ihre frischen Fruchtsäfte, die Mandeln und Ihre Mineralsalze.

- Falls Sie sich nicht dafür entscheiden, einige Tage eine ausschließliche Mineralsalz- und Früchtedrink-Kur zu machen, gilt: Die Früchte, Fruchtsäfte oder -drinks nimmt man stets ½ Stunde vor den Mahlzeiten zu sich.
- Um ihre besten Wirkungen zu entfalten, sollten die Fruchtdrinks stets mit einer vitalstoffreichen und eher kalorienarmen Trennkost-Ernährung (wie in den Grundzügen oben unter »Der Nahrungskreislauf und seine physiologischen Zeiten für Aufnahme, Umwandlung, Abgabe und Verwertung von Energie und Licht« dargestellt) und den Schüßler-Mineralsalzen ergänzt werden.
- Stellen Sie Ihre Ernährung und zugleich Ihre Kochgewohnheiten auf lange Sicht um, wenn Sie weder zum Entgiften und Entschla-

cken noch zum Vitalisieren und Wohlfühlen oder zum Abnehmen eine Blitzkur machen wollen. Sie erzeugen damit nur immer wieder den wohl bekannten »Jo-Jo-Effekt«.

Was *nicht* in Ihren Jungbrunnen hineingehört

Egal, ob Sie abnehmen wollen oder nicht: Ihr Jungbrunnen besteht ganz bestimmt nicht aus Wasser, in dem Fettaugen schwimmen, denn Fett macht fett! Und krank dazu. Auch schwimmen weder tote Tiere in ihm, noch ist Kochsalz darin zu finden! Und raffinierter Zucker hat in Ihrem Jungbrunnen ebenfalls nichts zu suchen!

- Reduzieren Sie also jegliche Fettzufuhr auf das Äußerste und machen Sie Jagd auf versteckte Fette. Sondern Sie fettreiche Nahrungsmittel rigoros aus Ihrem Speiseplan aus. *Eine Ausnahme machen hierbei die hoch energetisierenden, entgiftenden und heilenden Kräfte von Mandeln.* Die Heilkräfte von Mandeln sind im Kapitel »Die Kirsch-Mandel-Kur« unter der Überschrift »Die Heilkräfte der Mandel« (siehe S. 212) beschrieben und werden in den Früchte-Wohlfühl-Kuren in Form von selbst hergestellter Mandelmilch eingesetzt. Sie sind jedoch ausschließlich an selbst und unmittelbar frisch geriebene oder sonstwie frisch zerkleinerte Mandeln gebunden und können keinesfalls auf Nüsse übertragen werden, schon gar nicht auf Erdnüsse oder Paranüsse (und diese womöglich gesalzen, mit Pilzkeimen verseucht und mit Chemie »angereichert«!). Die Herstellung der Mandelmilch-Frucht-Drinks dauert nur wenige Minuten. Alles, was man dazu braucht, ist ein Mixer.
- Schweinefleisch und alles daraus Hergestellte (Schweinewurst) ist – zumindest während der Jungbrunnen-Kur – strengstens verboten. Schweinefleisch gehört aus naturheilkundlicher Sicht zu den Auslösern aller Arten von Entzündungen, Akne, Ausschlägen, Rheuma, Arthritis, Blutverschlackung und noch etlichem

mehr. Wer mehr an interessanten Informationen dazu haben will, kann darüber in meinem Buch *Die Lichtkräfte unserer Nahrung* lesen.* Das Schweinefleischverbot gilt auch für kleinste Mengen wie etwa Speck im Kartoffelsalat!

- Raffinierter Zucker macht dick und krank dazu. Er ist ein Mineralsalzräuber, übersäuert Blut und Gewebe und entkalkt Knochen und Zähne. In der Jungbrunnen-Kur hat er nichts zu suchen! Die Gier nach Süßem kann man sich durch die natursüßen Früchte-Vitaldrinks leicht und schnell abgewöhnen. Pu-erh-Tee hilft dabei – er stimmt das Geschmacksempfinden um – und das Mineralsalz Nr. 7 (Magnesium phosphoricum) ebenfalls. Gelegentlicher Ersatz für Industriezucker sind Fruchtzucker und (wenig!) Honig.
- Salz konserviert nicht nur industriell käufliches Vollkornbrot, es pökelt und konserviert nicht nur Fleisch und Wurst, sondern auch unser »Fleisch« – unsere Körperzellen. Natriumchlorid und manche verwandte Verbindungen gehören zu den Konservierungsmitteln, die nicht kennzeichnungspflichtig sind. Das heißt, wenn Sie fröhlich, weil guten Bio-und-Öko-Gewissens im Supermarkt eine Vollkornbrotpackung auswählen, auf welcher steht: »Ohne Konservierungsstoffe«, so bedeutet dies noch lange nicht, dass solche nicht darin wären, sondern nur, dass keine verwendet wurden, die kennzeichnungspflichtig sind. Und davon gibt es etliche! In der Jungbrunnen-Kur hat Salz jedenfalls nichts bzw. so wenig wie irgend möglich verloren. Zu viel Salz »trocknet die Seele aus«, macht unleidlich, unbeweglich, lässt uns festhalten an überholten Formen und macht zudem runzelig und alt. Es bindet Wasser – besonders mit Abfallstoffen beladenes, toxisches Wasser – im Körper (vor allem im Bindegewebe)

* Monika Helmke Hausen: *Die Lichtkräfte unserer Nahrung*, S. 501ff.

und trägt so seinen nicht geringen Teil zur mit Recht so unbeliebten Zellulitis bei. Sparen Sie es ein, wo nur immer möglich, und ersetzen Sie es durch frische Kräuter. Neben den Schüßlersalze-Mineraldrinks hilft Pu-erh-Tee, sich umzugewöhnen, dieser ist unter den Tees aufgrund seiner Enzymaktivitäten ein höchst nützliches Abnahme- und Entgiftungsgetränk!

- Bereiten Sie alle Gerichte so fettarm wie nur möglich zu. Betrachten Sie tierische Nahrungsmittel wie Fleisch und Fisch eher als Ausnahmen und als gelegentliche Abwechslung in Ihrem Speiseplan, sofern Sie nicht sowieso zu den Vegetariern gehören. Während Ihrer Wohlfühl-Kur sollten Sie tierische Nahrungsmittel jedoch ganz meiden. Stehen dann später – möglichst nicht öfter als 2- bis höchstens 3-mal wöchentlich – Fleisch oder Fisch auf Ihrem Speiseplan, so werden diese fettlos gegrillt, in einer beschichteten Pfanne gebraten, im eigenen Saft (z. B. in einer Jenaer Form oder im Römertopf) gebacken, geschmort, gedünstet oder gekocht.
- Niemals ranzige Fette verwenden, sie sind voll von höchst schädlichen freien Radikalen!
- Salate und Rohkost benötigen fettarme Dressings aus Magerjoghurt, Zitrone, etwas Essig, Senf und vielen frischen Kräutern. Dazu kommt gelegentlich 1 Teelöffel bestes »Olivenöl extra vergine«.
- Als Fett nur bestes kaltgepresstes Öl in Bio-Qualität und Sauerrahmbutter verwenden.

Und was man noch wissen sollte

- Frische Früchte, Salate und rohe Gemüse wirken im Organismus basisch. Sie benötigen normalerweise keinen Zucker und kein oder nur sehr kleine Mengen von Salz. Wenn ein Rezept eine Prise Salz verlangt, so wählen Sie in Ihrem eigenen Interesse ein nicht raffiniertes Atlantiksalz – am besten mit Algen angereichert – aus dem Bioladen.

- Gekochte Früchte, Fruchtsäfte und Gemüse wirken im Organismus vorwiegend säuernd. Sie werden außerdem oft mit dem zusätzlich säuernden Mineralsalzräuber Zucker oder dem zellenkonservierenden und alt machenden Salz eingekocht! *Dennoch gibt es Früchte, die so (gerade in gekochtem Zustand) hohe Heilkräfte entfalten, wie dies beispielsweise für die Himbeere gilt oder für den Holunder, der in rohem Zustand sogar giftig und ungenießbar ist.* Im Reformhaus und im Bioladen erhält man außerdem so genannte »Muttersäfte«, die wir z. B. bei der Heidelbeer- oder der Preiselbeerkur mit Vorteil verwenden: Die Früchte sind naturrein, und ihre Säfte sind unverdünnt und zuckerfrei. Von diesen Muttersäften genügen täglich kleine Kurmengen.
- Alle Getreideprodukte, auch Müsli, Brot und Backwaren, wirken im Organismus säuernd.
- Gekochtes und gebratenes Fleisch und Fisch wirken im Organismus säuernd und benötigen außerdem reichlich Salz.
- Da wir uns nur auf basische bioaktive Weise von unseren Schlacken, Toxinen und Säuren befreien können, richten wir unsere Gemüse vorwiegend als Rohkost an oder dünsten sie kurz in wenig Wasser mit etwas Kräutersalz oder Gemüsebrühe.

Abnehmen, aber mit Freude

Es sollte doch möglich sein, lustvolles Essen mit Loslassen und Reinigen und so ganz herrlichem Neuwerden zu verbinden! Und wäre es nicht wundervoll, wenn man sich dauerhaft und ohne zu hungern licht und leicht und wohl fühlen könnte. Das ist wirklich nicht zu viel verlangt vom Universum!

Früchte und Fruchtsäfte entgiften am Vormittag stark, das ist eine Tatsache. Dass es jedoch möglich ist, immer wieder einmal wirklich einen ganzen Tag über nur Früchte zu essen und Fruchtsäfte zu trinken und dabei kein bisschen hungrig zu sein und sich von Tag zu Tag besser, leichter, fitter und schöner zu fühlen – das habe ich erst jetzt herausgefunden und erfahre es jeden Tag aufs Neue. Nun, irgendwie ist das gar nichts Neues, so eine reine Früchtekur, oder etwa doch?

Nach etlichen Versuchen habe ich herausgefunden, dass die 3 Esslöffel Mandeln und die 2 bis 3 Bananen in den Früchtedrinks über den Tag hinweg ein anhaltendes Sättigungsgefühl erzeugen (neben all ihren Heileigenschaften) und dass es (jedenfalls in Sachen »Abnehmen«) viel leichter ist, die vielen herrlichen Bilder leckerer Speisen loszulassen, wenn man konsequent im Bereich süßer Früchte bleibt.

Leichtigkeit und Erfrischung durch süße Früchte

Die Süße der Früchte zieht uns nach außen (energetisch gesehen haben Früchte eine zentrifugale, elektrische, aufbrechende, herausziehende Wirkung), heraus in die äußere Welt, und damit zieht uns diese Kraft weg vom Haftenden, Beständigen, zu Gemütvollen … dem, was nicht loslassen will. Es sind Yang-orientierte, eher männlich aktive, immer wieder neu aufbrechende Kräfte, die unser Geistlicht verstärken, es in der Außenwelt sichtbar und erkennbar machen, die uns strahlend machen und initiativ und erfolgreich dazu. Es sind eher Energien der Leichtigkeit und kühlenden Erfrischung, die uns die Früchte und ihre Süße vermitteln. Probieren Sie es aus, schon nach 2 bis 3 Tagen wird Ihre Umwelt Sie darauf ansprechen!

Reservenbildung und dauerhafte Kräfte durch salzige Wurzelgemüse

Alles Salzige und Wurzelnde zieht uns nach innen, dorthin, wo – energetisch gesehen – die magnetischen Kräfte, das Festhaltende, das wärmende Urfeuer am heimatlichen Herd, das Zentrierende ist, wo die Dauerhaftigkeit und das Yin, das Weibliche, Mütterliche, Bergende, Nährende seinen Sitz hat. Es sind eher bindende, auffüllende, schwere, ja, Reserven bildende Energien, die uns Wurzelgemüse und alles Salzige vermitteln.

Dies gilt für die meisten Gemüse und Salate, selbst wenn sie noch so wenig Kalorien haben. Ausnahmen sind die süßen Karotten sowie Chicorée, Staudensellerie, Chinakohl und Feldsalat, sofern sie in fruchtigen Salaten Verwendung finden und keine salzigen Dressings verwendet werden.

Und so mag es jeder Abnahmewillige selbst ausprobieren: Sobald ein noch so kalorienarmer Salat gegessen wird, ein wässriges Gemüsesüppchen, dauert es nicht lang, und die Magensäfte und die Essensgelüste werden geweckt! Die Kur ist in Gefahr zu kippen.

Die Mandeln allerdings, die ich Ihnen in den hier vorgestellten Kuren empfehle und die von den Kalorien her vermeintlich in einer Schlankheitskur nichts zu suchen haben, sind Energiegeber, die zugleich lichtvolle Leichtigkeit vermitteln. Sie heilen als Mandelmilch unseren Körper und schenken unserem Gemüt Zuversicht und Trost in vielen Lebenslagen, Glauben an uns selbst, Vertrauen in die eigenen wiederkehrenden Kräfte, auch die des Willens.

… und noch ein paar nützliche Tipps

- Beginnen Sie eine Entgiftungs- oder Schlankheitskur zu einer hierfür günstigen Zeit bei abnehmendem Mond bis hin zum Neumond. Abnehmen bei zunehmendem Mond ist erheblich schwieriger, wie jeder selbst leicht mit etwas Beobachtung feststellen kann. Falls Sie allerdings rekonvaleszent, ausgelaugt bis gar ausgebrannt sind oder eher zunehmen wollen, beginnen Sie Ihre Kur bei zunehmendem Mond bis hin zum Vollmond!*

- Mit einer Freundin, der Familie oder Gleichgesinnten zusammen kuren macht noch mehr Spaß und gibt Durchhaltevermögen.
- So oft wie möglich interessante Dinge mit interessanten Menschen unternehmen. Einen Kurs machen, eine Sprache lernen usw.
- Sich Etappenziele stecken, die gefeiert werden: ein Wochenende verreisen, ein Einkaufsbummel usw.

Was außerdem wichtig ist:

- Regelmäßige sportliche Bewegung! Machen Sie daraus eine neue Gewohnheit, am besten in gleich gesinnter Gesellschaft: mindestens 3-mal wöchentlich schwimmen oder Fahrrad fahren oder laufen oder Tennis spielen ... oder was Ihnen sonst Spaß macht.
- Sonne tanken! Mindestens 1-mal wöchentlich sonnenbaden oder im Winter eben ins Solarium gehen!
- Und denken Sie daran: Sich zu kasteien ist »out«, weil es einfach keine dauerhaften Ergebnisse erzielen kann!

Habe ich Sie nun ermuntert? Also, dann kann's losgehen! Lassen Sie sich entzünden von der vitalen Kraft frischer Früchte und dem Lebensquell der Schüßlersalze! Freuen Sie sich auf Ihre fruchtige Licht-, Farb-, Energie- und Wohlfühl-Kur!

* Viele weitere Tipps zum Heilen und Wohlfühlen finden Sie in meinem Buch *Das magische Wissen vom Mond.*

Sich mit Schüßlersalzen selbst behandeln

Schüßlersalze sind wieder in aller Munde … im wahrsten Sinne des Wortes und berechtigtermaßen. Können uns diese kleinen weißen Milchzuckertablettchen mit ihren homöopathischen Mineralsalz-Informationen doch in so vielen Situationen unseres Lebens unterstützen. Sei es, dass wir einfach vorbeugend etwas für unsere Gesundheit und Fitness oder für die Schönheit von Haut und Haaren tun wollen, sei es, dass wir uns ihrer Hilfe bei körperlichen oder seelischen Problemen oder bei Schmerzen bedienen wollen.

Was Schüßlersalze sind und wie sie wirken

Zwölf Mineralsalze sind es, die in jedem menschlichen und tierischen Organismus vorkommen und die als grundlegend wichtige Lebensstoffe und biologische Funktionsmittel für die Übertragung von Informationen, den Ablauf elektromagnetischer Prozesse und die vitalen Lebensströme in unserem Körper zuständig sind. Wir können diese zwölf mineralischen Salze durchaus als »Lebenssalze« bezeichnen, denn sie schlagen Brücken zwischen der organischen und der anorganischen Natur und sind für unser gesamtes zellulares, organisches, körperliches, geistiges und seelisches Dasein und Leben verbindende, austauschende, erneuernde und reinigende Energiegeber.

Sie führen der Lymphe, den Knochen, den Nerven, Muskeln, Zähnen, Sehnen, Bindegeweben und sämtlichen Organen Nährstoffe zu, helfen, Abbaustoffe auszuleiten und sind unerlässlich für den gesamten Stoffwechsel.

Die Mineralsalze werden auch als »Elektrolyte« bezeichnet, denn sie zerfallen, sobald sie in Wasser gelangen, in *elektrisch positiv und negativ geladene Teilchen, die »Ionen« genannt werden.* Damit sorgen die elektrolytischen Kräfte unserer Schüßler'schen Lebenssalze für Wandel und Bewegung in unserem Leben und geben Körper und Geist aufbauende und erneuernde Impulse. Wie im gesamten menschlichen Organismus, so sind sie überall in der Natur zu finden, in allen Tieren und Pflanzen. Die immer wieder erstaunlichen Heilwirkungen der Schüßlersalze sind größtenteils auf diesen elektrolytischen Eigenschaften begründet. Doch sind sie zudem durch ihre homöopathische Zubereitung kraftvolle Heilmittel für Körper, Geist und Seele.

Dr. Schüßlers Biochemie – ein natürliches Heilverfahren für die ganze Familie

Die homöopathische Mineralsalztherapie mit den zwölf biochemischen Funktionsmitteln wurde von dem Arzt Dr. Wilhelm Heinrich Schüßler entwickelt. Dr. Schüßler stellte sein neu entwickeltes Heilverfahren im Jahr 1873 der medizinischen Fachwelt vor und nannte es »Biochemie«. Die Biochemie hat sich seit über 100 Jahren mehrhunderttausendfach erfolgreich in Deutschland, USA und Indien bewährt und erlebt heute ein geradezu wundervolles Comeback. Das Schüßler'sche Heilverfahren eignet sich für die ganze Familie: Ob bei Kindern, Erwachsenen oder alten Menschen, während der Schwangerschaft oder bei Babys, selbst bei Haustieren kann immer wieder mit erstaunlichem Erfolg auf die Lebenssalze vertraut und auf sie gebaut werden.

Die vitalisierenden und harmonisierenden Kräfte, die wir bei einer Kur mit Schüßlersalzen erfahren, lassen sich in nahezu jeder Lebenslage positiv einsetzen, um Anstehendes zu optimieren und zu vereinfachen. So können wir einfach eine Kur einschieben, um wieder mehr Leichtigkeit, Kraft und Fröhlichkeit in unseren Alltag einkehren zu lassen, um Schmerzen zu lindern oder Krankheiten zu heilen oder aber um schulmedizinische Therapien zu begleiten und zu unterstützen.

Diese zwölf Heilmittel sollten als biologisch wirksame und (wie sie auch genannt werden) als »biochemische Funktionsmittel« in der Hausapotheke jederzeit griffbereit sein. Sie geben uns ihre Hilfestellung bei kleineren Alltagsbeschwerden, aber auch bei tiefer liegenden und schwereren Erkrankungen. Unter anderem sind sie grundsätzlich nützlich zur Regulierung des Säure-Basen-Haushalts und des Zellstoffwechsels, zur Verbesserung und Stärkung des Blutes, des Immunsystems und der Nerven. Außerdem sind sie ideale Nähr-, Aufbau- und Rekonvaleszenzmittel vor, während und nach jeder Art von Infektion, schwerer Krankheit oder Operationen.

Zudem stärken sie die Nerven bei Belastungen jeder Art und können uns helfen, schwierige Lebensphasen leichter durchzustehen.

Kurz: Sie sind in jeder Lebenslage, die eine wie auch immer geartete Veränderung notwendig macht, schützende und nährende Helfer und erleichtern eine notwendige Wende.

Schüßlersalze stärken das Immunsystem: Die Salze kräftigen unser Immunsystem auf die ihnen eigene, geradezu genial zu nennende Weise: Ihre Wirkung setzt bei den bioenergetischen Grundlagen unseres Organismus an, was bedeutet, dass wir mit ihnen eine Verbesserung unseres biologischen Körpermilieus erreichen und damit Bakterien, Pilzen, Viren, Krankheitsstoffen und Stressfaktoren ihren (meist sauren, entzündeten, vergifteten, eitrigen oder fauligen) Nährboden entziehen. Ein optimal funktionierendes, gesundes Körpermilieu hat wiederum optimal funktionierende Informationssysteme, die dafür sorgen, dass Krankheitserreger leicht(er) abgewehrt werden und sich erst gar nicht in unserem Organismus »einnisten« können.

Außerdem gleichen die Mineralsalze den Säure-Basen-Haushalt aus: Ein übersäuertes Körpermilieu ist Nährboden für praktisch alle Zivilisationskrankheiten. Hier greifen die Schüßlersalze regulierend ein und helfen, überschüssige Säuren auszuscheiden und abzubauen. Da die elektrische Leitfähigkeit der Zellen und Körpersysteme mit dem Säure-Basen-Haushalt eng zusammenhängt, erreichen wir so eine Optimierung der organischen und zellularen informationsübertragenden Systeme.

Bei Mineralsalzmangel werden zudem Heilreize gesetzt: Wird der Körper einseitig belastet – sei dies nun nervlich, körperlich (etwa durch falsche Ernährung), geistig oder seelisch bedingt –, so holt er sich die benötigten Mineralsalze aus seinen eigenen Reserven, da er sie meist nicht in ausreichender Menge aus der Umwelt zugeführt bekommt. Der Organismus »verzehrt« sozusagen sich selbst, er löst seine eigenen Grundstoffe aus den Zellen, dem Blut, den Geweben, Zähnen, Haaren, Knochen oder Nerven, um die notwendigsten Körpervorgänge zu erhalten und wenigstens die übergeordneten Steuer- und Energiesysteme zu schützen. Hält eine einseitige Belastung an, kommt es zu immer stärkeren und immer umfassenderen Salzmängeln, die natürlich viele gestörte Körperfunktionen zur Folge haben.

Hier setzen nun die Schüßlersalze neue Impulse und Heilreize, die den Körper in die Lage versetzen, die Aufnahme und Verwertung der fehlenden Salze aus der Umwelt und über die Nahrung wieder zu aktivieren und zu verbessern. Durch die feinstoffliche und homöopathische Aufbereitung der Schüßlersalze werden nicht nur die Körperdepots mehr und mehr aufgefüllt, es kann sich außerdem der *Geist der Arznei* heilsam einbringen. Der Organismus kann seine umfassenden Informationssysteme zunehmend optimaler steuern und so Sorge tragen für die Heilung und Gesundheit des ganzen Menschen.

Wenn wir uns einer Belastung, die zur Demineralisierung unseres Körpers führt, bewusst sind, können wir die Schüßlersalze als Funktionsmittel nutzen, um Mängeln vorzubeugen. Das bedeutet nun allerdings nicht, dass wir auf die Idee kommen, die Ausschaltung der Ursachen zu vergessen. Sondern im Gegenteil: Wir sollten diese stets so gut und zügig wie möglich abstellen!

Die 12 Schüßlersalze sind in den homöopathischen Potenzen D3, D6 und D12 in Deutschland ausschließlich in Apotheken erhältlich. Verlangen Sie in der Apotheke »Biochemie nach Dr. Schüßler« und nennen Sie dem Apotheker die gewünschte Potenz. Wollen Sie, wie ich in meinem Buch *Lebensquell Schüßlersalze* beschrieben habe, eine hiervon abweichende, etwa eine höhere homöopathische Potenz einnehmen, so ist dieses Heilmittel nicht unter dem Begriff »Biochemie nach Dr. Schüßler« oder »Schüßlersalze« und auch nicht nach den zwölf zugeordneten Nummern erhältlich, sondern unter seinem Namen *als homöopathisches Mittel*. Dasselbe gilt, wenn Sie keinen Milchzucker vertragen und die homöopathischen Mittel als Globuli (aus Saccharose, das ist Rohrzucker) oder in einer alkoholischen Lösung (einer so genannten »Dilution«) beziehen wollen. Zur Anwendung auf der Haut sind die Schüßlersalze auch als Salben zu erwerben.

Weiterhin gibt es hoch verdünnte Mineral-Quellsalz-Pastillen, deren Verkauf nicht an Apotheken gebunden ist, da sie nicht homöopathisch aufbereitet sind. Sie stammen aus Heilquellen und haben sich ebenfalls vielfach bewährt.

Was man außerdem wissen sollte:

- Die Ansprechbarkeit auf die Schüßlersalze ist sehr individuell, und so müssen Potenz und Dosierung (die Häufigkeit der Gaben) individuell und in der praktischen Anwendung herausgefunden werden.
- Bei *akuten Erkrankungen* wählt man eher D6 oder die niedrigere

Potenz D3. Die Häufigkeit der Gaben wird durch das Mineralsalz- und das Symptombild bestimmt. Bei Fieber, starken Schmerzen, Koliken usw. können sich Gaben in 2- bis 5-Minuten-Abständen als sinnvoll erweisen. Bei zunehmender Besserung vergrößert man die zeitlichen Abstände der Gaben wieder.

- Bei *chronischen und seelischen Erkrankungen* wählt man eher D6 oder die höhere Potenz D12 in mittlerer Dosierung etwa 1- bis 6-mal täglich.
- Ist ein Satz passend ausgewählt, ohne die erwünschten Heileigenschaften zu entfalten, wählt man eine höhere oder niedrigere Potenz desselben Mittels.
- Ändert sich das Symptombild, ändert man das Heilmittel oder die Potenz.
- Manchmal muss man auch die Dosis (die Menge der Tabletten) erhöhen, um zum erwünschten Erfolg zu gelangen.
- Manchmal muss man die Dosis herabsetzen oder die Potenz verändern, sei es, weil die Entgiftungserscheinungen zu stark sind oder dass man einfach das Gefühl hat, es sei zu viel des Guten.

Wir können die zwölf Mineralsalze jederzeit anwenden und einsetzen. Ihre eher entgiftende Wirkung zeigen sie am Morgen und am Vormittag sowie im Frühling. Ihre eher stärkende Wirkung zeigen sie am Nachmittag und am Abend sowie im Herbst und Winter. Die Mittagszeit und der Sommer sind, mit Ausnahme von Silicea (dem Funktionsmittel Nr. 11) nicht ihre optimale Zeit. Was allerdings nicht bedeutet, dass wir sie dann nicht auch mit Vorteil einnehmen können, wenn wir uns einfach nicht wohl fühlen oder wenn wir uns heilen wollen.

Die Schüßlersalze kann man als Milchzuckertabletten langsam im Munde zergehen lassen. Sie schmecken angenehm süß, nicht etwa salzig. Eine, wie ich immer wieder gefunden habe, bedeutend intensiver wirkende und meist unmittelbar spürbare Methode ist es allerdings, die Milchzuckertablettchen in einem großen Glas heißen Wassers aufzulösen und dies langsam, schluckweise und heiß zu trinken.

Grenzen der Selbstbehandlung

Sie halten hier einen Ratgeber zur Selbsthilfe und Selbstheilung in Händen, und dieser kann bei vielerlei körperlichen, geistigen und seelischen Beschwerden und Erkrankungen von Nutzen sein. Er ist für die Hand des Laien bestimmt, der sein eigenes Gesundbleiben oder Gesundwerden zunehmend selbstverantwortlich in die Hand nehmen will.

Für jede Art von Selbstbehandlung gilt jedoch, dass das stets damit verbundene Risiko abgeschätzt und die Grenzen eigener Handlungsfähigkeit ebenfalls eigenverantwortlich erkannt werden. Dies wird möglich durch wachsende Erfahrung, zunehmende Sicherheit in der Selbstbeobachtung und kritische Einschätzung des eigenen Zustandes.

Die im vorliegenden Buch gegebenen Informationen beruhen zum einen auf naturheilkundlichem Erfahrungswissen und zum anderen auf wissenschaftlich bekanntem Wissen, das von mir gründlich recherchiert und nach bestem Wissen und Gewissen zusammengetragen und dargestellt wurde. Diese Art von Informationen finden Sie in Stichpunkten zusammengefasst, z. B. unter der Überschrift: »Mit der Himbeere neue Kraft schöpfen«. Ich arbeite jedoch, wie die Leser meiner bereits erschienenen Bücher wissen, seit vielen Jahren auch auf meditative, die Natur erforschende Weise, indem ich mich mit dem schöpferischen Geist von Naturmanifestationen verbinde, mit diesen *eins* werde und dann nieder-

Alle länger anhaltenden Gesundheitsstörungen, alle schwereren Organerkrankungen, heftige fieberhafte Prozesse und ansteckende Krankheiten sind hiervon ausdrücklich ausgenommen! Ich habe darauf verzichtet, wie es in manchen Selbstheilungsbüchern gehandhabt wird, bei jeder aufgeführten Erkrankung im Text auf die ärztliche Behandlung hinzuweisen. Bitte betrachten Sie den Verweis auf die ärztliche Untersuchung und Behandlung hiermit für dieses gesamte Buch als gegeben. Denn in jedem Zweifelsfall wird sich der Laie in ärztliche Behandlung begeben. Diagnose und Prognose einer Erkrankung liegen in Händen des Arztes und seiner Fachkompetenz.

schreibe, was ich mit inneren Sinnen und Augen sehe, fühle und erfahre. Und so ist in das vorliegende Werk und alle seine Kapitel ebenfalls meditativ erfahrenes Wissen eingeflossen. – Es ergänzen und durchdringen sich somit äußere und weltliche, exoterische und innere universelle, esoterische Informationen.

In keinem wissenschaftlichen oder naturheilkundlichen Fachbereich gibt es so viele sich diametral und dazu oft noch vehement widersprechende Meinungen und Überzeugungen wie auf dem Gebiet der Ernährung. Der Verbraucher und Leser steht dem oft hilflos gegenüber und muss versuchen, sich einen Weg durch dieses Gestrüpp zu bahnen. Die Intention dieses Werkes wie meiner anderen Bücher ist es stets, das Ganzheitliche zu beleuchten und es dabei so leicht und lebendig lesbar wie möglich in Denken, Herz und Seele meiner Leser hineinschwingen zu lassen.

Dies bedeutet, dass ich nicht zur allgemeinen Verwirrung beitragen will, indem ich das Thema »Vitamine, Mineralien, Spurenelemente, Pflanzenhormone« auf eine wissenschaftliche Art vertiefe, vielmehr ist es mein Anliegen, *die Zusammenhänge so einfach und dabei so ganzheitlich wie möglich darzustellen* und Ihnen auf diese Weise einen leicht zu gehenden, lecker schmeckenden Weg vorzustellen. Wenn es mir gelingt, Sie zum ganzheitlicheren Denken und Betrachten anzuregen, Sie auf *leichte Weise* zum Wesentlichen hinzuführen, bin ich mit meiner Arbeit zufrieden. So berufe ich mich auf Literatur bezüglich der hier genannten Vitalstoffe und Spurenelemente, die *von* Fachleuten *für Laien* erstellt wurde, und *nicht* auf wissenschaftliche Fachliteratur. Außerdem möchte ich Ihnen zu bedenken geben, dass es ein fundamentaler Unterschied ist, ob die Vitamine aus einer lebendigen Frucht kommen – eingebettet in deren wundersame Ganzheit in einem Orchester heilkräftiger Schwingungen spielen – oder aus dem Chemielabor. So dürfen etwa schwangere Frauen pro Tag nicht mehr als 10 000 IE (Internationale Einheiten) Vitamin A zu sich nehmen, sonst besteht die Gefahr, dass beim Embryo Missbildungen auftreten. Karotten allerdings können Sie essen, so viele Sie wollen: Davon bekommen Sie im schlimmsten Fall gelbe Handflächen.

Zu guter Letzt weise ich Sie an dieser Stelle darauf hin, dass die allgemeine Bezeichnung »Vitamin A« in Literatur üblich ist, die von Fachleuten für Laien geschrieben wird; hier wird nicht von »ß-Carotin« gesprochen. Die verschiedenen Vitamine der B-Gruppe werden ebenfalls einfach unter »B-Vitamine« zusammengefasst.

Die zwölf biochemischen Heilsalze im Überblick

Nr. 1 – Calcium fluoratum

Das biochemische Salz Nr. 1 ist das Funktionsmittel sowohl für Sehnen, Bänder, Haut und Bindegewebe wie auch für Knochen und Zahnschmelz. Es vermittelt elastische Festigkeit und ist ein hilfreiches Mittel bei chronischen Entzündungen und Reaktionslosigkeit der Gewebe.

Calcium fluoratum ist das Salz für alle Erschlaffungszustände, Organsenkungen, -vorfälle und -verlagerungen, verhärtete Drüsen oder Narben; für Fältchen, Hauterschlaffungen, Besenreiser, erweiterte Venen, Krampfadern, Hämorrhoiden (Salbe anwenden!). Das Mineralsalz Nr. 1 ist vielfältig nützlich in der Schwangerschaft und bei der Entbindung, besonders wenn zusätzlich die biochemische Salbe verwendet wird.

Der Körper benötigt insgesamt etwa 150 Gramm dieses Salzes im Organismus für die Festigkeit und Härte von Zähnen und Knochen und für die Elastizität von Haut, Sehnen und Bändern, elastischen Geweben, inneren Organen und Gebärmutter. Es wird angewandt bei Gewebsverhärtungen (z. B. Arterienverkalkung, Blutdruckerhöhung); bei Karies, Schwielen, Hornhaut, rissiger Haut, Überstreckbarkeit der Gelenke, Sprödheit der Knochen, Überbein, chronischen Entzündungen (z. B. Stirn- und Nasennebenhöhlenentzündungen) und bei Augenerkrankungen. Es unterstützt auch bei Schlankheitskuren.

Calcium-fluoratum-Mangelerscheinungen haben sich oft über Jahre bis Jahrzehnte hinweg entwickelt. Sie sind meist chronischer Natur und bedürfen oft lang andauernder, kontinuierlicher Einnahme.

Auf der geistseelischen Ebene entfaltet Calcium fluoratum erfrischen-

de, klärende und munter machende Kräfte; es sorgt für geistige Elastizität bei Ermüdung (besonders bei Computerarbeit) und kann sich als hilfreich bei Ängsten und innerer Verdunkelung der Seele erweisen. Calcium fluoratum hilft, jene auf die Erde herabzuholen, die zu sehr in den Wolken schweben, und es gibt denen neue Ausblicke, die zu sehr mit den Erschwernissen der Materie zu tun haben.

Nr. 2 – Calcium phosphoricum

Das biochemische Salz Nr. 2 ist ein Aufbau-, Wachstums- und Rekonvaleszenzmittel. Es wirkt nährend für Blut und Nerven, besonders bei (Schul-)Kindern.

Calcium phosphoricum kommt in einer Menge von insgesamt 4 bis 5 Kilogramm im Körper vor, denn es ist der Hauptbestandteil der festen Knochensubstanz. Als Funktionsmittel befindet es sich in gelöster Form in sämtlichen Körperzellen. Es ist das regenerierende Salz und Heilmittel für Blut, Lymphe und gebrochene Knochen und wird u. a. in Schleimbeuteln und Sehnenscheiden (z. B. bei Entzündung) wie auch bei Sonnenbrand, Verbrennungen und Fieber benötigt. Es wird angewandt bei sich lang hinziehenden Infekten, bei Rückenbeschwerden und Blutarmut und ist ein Hauptmittel gegen Krämpfe und zur Beruhigung des Herzens. Als Kreislaufmittel kann es ebenfalls sehr nützlich sein.

Auf der geistseelischen Ebene entfaltet Calcium phosphoricum steuernde und regelnde Kräfte und sorgt für angemessene Reizbeantwortung. Es unterstützt nicht nur Schulkinder, leichter zu lernen, es lässt uns in neue Anforderungen leichter hineinwachsen und hilft, mehr Vertrauen in unsere Talente zu entwickeln. Durch die Stärkung des Willens unterstützt es das Ablegen suchtartiger Verhaltensweisen, Calcium phosphoricum hilft, dass wir wieder der Steuermann unseres eigenen »Lebensschiffes« werden, dass wir Schlaffheit, Trägheit und Antriebslosigkeit überwinden, dass wir unsere »Segel« (Geist, Denken, Nerven und Gemüt) straffen und die Herausforderungen unseres Lebens annehmen.

Nr. 3 – Ferrum phosphoricum

Das biochemische Salz Nr. 3 ist *das* Notfallmittel, Fieber-, Schmerz- und Wundmittel der biochemischen Salze.

Es ist hilfreich bei vielerlei Beschwerden und unterstützt jede Art von Heilungsprozessen. Es kommt in einer Menge von insgesamt 3 Gramm im Körper vor, vorrangig in den roten Blutkörperchen und in jeder Zelle. Es dient der Aktivierung des Sauerstoffs und ist somit unentbehrlich für die körpereigenen Verbrennungsvorgänge. Akute Krankheiten verursachen einen Mangel an Ferrum phosphoricum, die Zellen und Gewebe benötigen dieses Salz dringend, damit sie nicht erschlaffen. Bei Entzündungen und Fieber, die natürliche Heilbestrebungen des Organismus sind, geben wir sofort und mehrfach Ferrum phosphoricum, um die Heilungsprozesse zu unterstützen. Das Salz Nr. 3 wird bei den ersten Anzeichen einer Erkältung oder eines Infektes in Abständen von 5 Minuten gegeben, bis Besserung eingetreten ist. Außerdem ist es das biochemische Mittel bei Verletzung, Blutung, Verstauchung, Verbrennung, Sonnenbrand etc. Zusätzlich zur innerlichen Aufnahme des Salzes wendet man Umschläge, Packungen oder die Creme äußerlich an.

Ferrum phosphoricum wird zur Heilung benötigt und zudem bei Anämie, Entzündungen, Schwächezuständen, Muskelkrämpfen, körperlichen Belastungen; es ist sehr nützlich bei sportlichen Aktivitäten, Wanderungen oder Gartenarbeit und hilft, Erschöpfung und Muskelkater zu verhindern. Es sorgt für Blutreinigung und ist bei Diäten mit dem Ziel abzunehmen und bei Fastenkuren eine wertvolle Unterstützung.

Auch auf der geistseelischen Ebene hilft es uns, reaktionsbereit und abwehrkräftig, ausdauernd und dennoch initiativ zu sein. Es kann sich als hilfreich bei Trauer, Elendsgefühl, Depressionen, Ängsten, Schwäche, Schlaflosigkeit, Unruhe, Abhängigkeiten vielerlei Art und zur Stärkung des Rückens und der Selbstbehauptung erweisen. Ferrum phosphoricum bringt wieder Bewegung in stagnierte Prozesse und macht die Seele frei für neue Aktivitäten.

Nr. 4 – Kalium chloratum

Das biochemische Salz Nr. 4 wird bei chronischen Entzündungen eingesetzt und ist ein wichtiges Entgiftungsmittel, besonders für Lymphe und Drüsen.

Es hilft, Gift aus den Geweben herauszulösen, ist selbst leicht in Wasser löslich und kommt in einer Gesamtmenge von etwa 100 Gramm im Körper in nahezu allen Zellen vor. Es zerlegt und löst Giftstoffe auf und sorgt für die Entstauung des Bindegewebes, für flutende Ausleitung von Stoffwechselrückständen, Blutreinigung und Blutverdünnung, womit es sich bei Kreislaufbeschwerden als wertvoll erweisen kann. Es wird angewandt bei Drüsenentzündungen, Katarrhen, Erkältungen, Bronchitis, Ohren-, Augen-, Hals-, Rachen-, Lymph-, Mandel-, Schleimbeutel-, Sehnenscheiden- und sonstigen Entzündungen.

Auf der geistseelischen Ebene wirkt es ebenfalls öffnend und entkrampfend und hilft, von Druck und Sorgen zu entlasten. Es ist hilfreich beim Auflösen seelischer Verletzungen und Abhängigkeiten und begleitet Lösungsprozesse. Kalium chloratum wirkt sozusagen schleusenöffnend und sorgt dafür, dass auch seelische Giftstoffe leichter geflutet und weggespült werden können.

Nr. 5 – Kalium phosphoricum

Das biochemische Salz Nr. 5 ist ein Energiegeber für die Funktion der Gehirn- und Nervenzellen. Es ist ein großes Nervenmittel, ein Entgiftungs- und ein Muskelmittel.

Es ist ein essenziell unentbehrliches Salz für sämtliche Körperzellen, wo es in einer Gesamtmenge von etwa 120 Gramm vorkommt. Auch dieses Salz überträgt Sauerstoff, ist blutbildend und sorgt dafür, dass Ermüdungsgifte (z. B. nach einer langen, anstrengenden Autofahrt, kräftezehrender sportlicher Anstrengung oder nach einer langen Partynacht mit Katersymptomen) abgebaut werden. Es wirkt auf natürliche Weise antiseptisch, verhütet den Zellzerfall und wird etwa bei Blut- oder Lebensmittelvergiftung, Fäulnisprozessen, Zahnfleischbluten und eitrigen Zahnprozessen wie auch (zusammen mit der Salbe Nr. 5) bei Muskelschwund eingesetzt.

Kalium phosphoricum ist das Mittel bei Nervosität, Abgeschlagenheit, schlechter Laune oder Griesgrämigkeit bis hin zu Ausgelaugt- und Ausgebranntsein, Es durchlichtet Gemüt und Seele und hilft, wieder Farbe und Schwung ins Leben zu bringen. Kalium phosphoricum entfaltet vitalisierende, durchlichtende Kräfte, die das Leben wieder farbiger werden lassen. 5 bis 10 Tabletten in einem Glas heißen Wasser aufgelöst und kurmäßig angewandt – so ist es ein wichtiges Lebenssalz gegen Depressionen: Es wirkt aufhellend und stabilisierend, holt aus Erstarrungszuständen heraus, bringt die Dinge wieder in Bewegung und zündet das Licht in Denken und Gemüt wieder an.

Nr. 6 – Kalium sulfuricum

Das Schüßlersalz Nr. 6 belebt und fördert den Stoffwechsel und ist das Mittel für eine »Generalreinigung«, für die Wiederherstellung und Ausheilung von Haut und Schleimhäuten nach entzündlichen Krankheiten.

Es begünstigt, zusammen mit Ferrum phosphoricum, den Sauerstofftransport und kommt in einer Gesamtmenge von etwa 120 Gramm in allen Körperzellen, bevorzugt in der Haut und den Schleimhäuten vor. Es unterstützt die Leber, optimiert vielerlei Stoffwechsel- und Steuerungsprozesse des Organismus und wirkt stets harmonisierend, ausgleichend. Es wird angewandt, wenn Krankheitsprozesse nicht richtig zum Ausbruch kommen oder stagnieren, bei Herzklopfen und Schwindel, Muskelkater, »Kater« nach feuchtfröhlichen Nächten, schweren Gliedern, Mattigkeit, Blutvergiftung, Leberbeschwerden und bei Stirn- und Nebenhöhlenprozessen.

Auch auf der geistseelischen Ebene balanciert es die Kräfte harmonisch aus und wirkt somit aufheiternd. Es ist hilfreich, wenn wir uns in überempfindlichen, launischen oder verkrampften Lebenssituationen befinden. Es hilft uns in seiner homöopathisch aufbereiteten Form, ein Gefühl von Schutz, Geborgenheit und Vertrauen in uns selbst zu entwickeln.

Nr. 7 – Magnesium phosphoricum

Das Schüßlersalz Nr. 7 ist *das* Nerven-, Entspannungs- und Schmerzmittel unter den biochemischen Heilsalzen.

Es kommt in einer Gesamtmenge von etwa 250 Gramm im Organismus vor. Der größte Teil davon ist ungelöster Bestandteil von Zähnen, Knochen und Knorpeln, der kleinere gelöste Anteil findet sich in allen Zellen, besonders in Muskeln, Blutkörperchen, Drüsen und Nervenzellen. Magnesium phosphoricum wirkt entkrampfend und lösend, erfrischend und anregend. Als Schmerzmittel lindert es besonders neuralgische, Spannungs- und Kolikschmerzen. Es sorgt für die Entkrampfung innerer Organe und Gefäße und für bessere Leitfähigkeit der Nervenzellen. Es wird angewandt bei Kopf- und Nackenschmerzen, Migräne, Koliken, Keuchhusten, Asthma, Herzenge, Verstopfung und Krämpfen aller Art (z. B. nächtlichen Wadenkrämpfen). Zur Vorbereitung und Erleichterung der Geburt kann es ebenfalls hilfreich sein.

Auf der geistseelischen Ebene schenkt es Klarheit und entspannende Ruhe. Es wirkt am Morgen erfrischend, durchlichtend und aufheiternd (was es für »Morgenmuffel« geeignet macht), und am Abend hilft es, abzuschalten und gut einzuschlafen. Wenn wir aufmerksam, konzentriert und entspannt sein wollen, können wir uns der Heilkräfte von Magnesium phosphoricum, des Schüßlersalzes Nr. 7, versichern: Bei Aufregungen und innerer Zittrigkeit, Lampenfieber, Reisefieber, vor Prüfungen, Angst vor dem Zahnarzt, Ärger, Sorgen, Stress, akuten Problemsituationen oder Ängsten ist es das biochemische Mittel der Wahl.

Auch zur Entwöhnung jeder Art, etwa zum Abstillen, bei Heimweh oder wenn man sich eine Sucht abgewöhnt, ist es nützlich. Es ist als die so genannte »heiße Sieben«, das Mittel Nr. 7 der Biochemie, bekannt: Man löst etwa 10 Tabletten in einem Glas gut heißem Wasser auf und trinkt dieses heiß, langsam schluckweise aus. Die Wirkung ist meist prompt spür- und erfahrbar!

Nr. 8 – Natrium chloratum

Das biochemische Funktionsmittel Nr. 8 ist ein grundsätzlich wichtiges Stoffwechselmittel.

Es hat blutbildende Eigenschaften, entwässert und bewässert das Bindegewebe und macht Toxine ausscheidungsfähig. Es kommt im Blut wie im Inneren aller Zellen vor, zieht Wasser an und führt den Zellen so nährstoffreiches Wasser zu.

Der Mensch ist das einzige Lebewesen auf diesem Planeten, das seine Nahrung kocht und vor allem deswegen Kochsalz als Genussmittel verwendet. Übermäßige Salzzufuhr allerdings belastet den Organismus, und die oft so heilsame Wirkung einer Fruchtsaft- oder Rohkostkur beruht zu einem nicht gerade unerheblichen Anteil darauf, dass während der Kurdauer weder Salz noch Zucker zu den Speisen gegeben bzw. diese Genussmittel drastisch reduziert werden. Wer seine Speisen ständig nachsalzt, ist jedenfalls ein Kandidat für das Mineralsalz Nr. 8 und sollte einmal darüber nachdenken, was in seinem Körper alles geschieht, wenn er zu viel Wasser anziehendes Kochsalz zu sich nimmt: das Blut wird zu dick, der Blutdruck steigt, das Herz wird belastet, Arterienverkalkung wird programmiert, die Harnsäure kristallisiert leicht aus und führt dann zu Gelenk- und Muskelrheuma. Nieren und Haut werden in ihrer Ausscheidungstätigkeit im Übermaß belastet – so dass sich der Körper oft nicht anders als mit Ekzemen, Ausschlägen, Katarrhen bis zu stechenden Schmerzen in den Füßen (im Volksmund »Ameisenlaufen« genannt) oder gar einem offenem Bein helfen kann. Auch die Galle muss Konzentrate absondern, was zu Gallensteinen führen kann. Der Körper versucht, das Blut zu verdünnen, und entzieht dem Dickdarm Wasser, was zu Verstopfung führt. Der Darminhalt fault, das Blut verschlackt weiter, die Widerstandskraft gegen Krankheiten schwindet.

Das »Salz des Lebens«, das homöopathische Kochsalz, wird somit angewandt bei Aufgedunsensein, Schwellungen im Gesicht; scharfen, ätzenden Absonderungen, Lippenbläschen, kalten oder auch juckenden Händen und Füßen, Migräne, (Nessel-) Ausschlag, Nesselfieber, Akne, Herzklopfen, trockenen Schleimhäuten, Rheuma und Rückenschmerzen. Bei Verbrennungen, Sonnenstich, Vergiftung durch Tabakrauch, von metallischen Giften oder von Insektenstichen und bei Blutarmut ist es ebenfalls ein wertvolles Mittel.

Auf der geistseelischen Ebene kann Natrium chloratum helfen, sich von früheren, Jahre bis sogar Jahrzehnte zurückliegenden leidvollen Vorkommnissen zu lösen, die einfach nicht vergessen oder vergeben werden konnten. Es hilft dabei, sich dem Leben wieder zu öffnen und die vergangenen Demütigungen, Enttäuschungen, Kummer oder Schock in Gedanken nicht immer wieder zu durchleben. Wer sich zeitweise oder gar dauernd isoliert und vom Leben abgesondert fühlt, für den könnte Natrium chloratum, das homöopathisch aufbereitete Kochsalz, zum Heilmittel werden. Es kann helfen, selbst gewählte Einsamkeit aufzugeben und Heilungen von z. T. schweren Störungen des Geistes und Gemüts, von Depressionen und Migräne bewirken.

Achtung! Das Schüßlersalz Nr. 8 ist meiner Erfahrung nach das einzige unter den zwölf homöopathisch zubereiteten Heilmitteln, das eine so genannte »homöopathische Arzneimittelprüfung« hervorrufen kann. Man sollte es sehr bewusst, achtsam und zunächst eher gering dosieren und sich dabei gut beobachten. Meine Empfehlung: Wenn Ihnen dieses Salz als angemessenes Heilsalz erscheint, beginnen Sie am besten mit nur 1 Tablette täglich. Wenn diese Dosierung gut vertragen wird, kann die Dosis auf 2 bis 3 (eventuell auch mehr) Tabletten täglich gesteigert werden. Zu viel war es dann, wenn beispielsweise trockene Schleimhäute, trockene Lippen, ein kratzender Hals oder Hautjucken auftreten ... alles Symptome der homöopathischen, jedoch zu starken Heilkraft. Nun setzt man so lange aus, bis die Symptome abgeklungen sind, und beginnt dann mit einer geringeren Dosierung von neuem.

Nr. 9 – Natrium phosphoricum

Das Schüßlersalz Nr. 9 ist ein Stoffwechselmittel, das Säuren neutralisiert und abbaut.

Es findet sich bevorzugt im Blut, in Muskel- und Nervenzellen und in der Zwischenzellflüssigkeit. Es regt den Stoffwechsel an und wirkt auf Kristallisierungen und Sandablagerungen in Niere, Galle und Blase ein. Es ist zur Unterstützung von Diäten und Kuren geeignet, die das Ziel haben, dass man an Gewicht verliert. Es wird angewandt bei Nervenschmerzen, Sodbrennen, Rheuma, Gicht, Gelenkerkrankungen, fettigem Teint und Haaren, Akne und allen Erkrankungen, die ebenfalls auf der Grundlage von Übersäuerung entstehen.

Auf der geistseelischen Ebene ist es hilfreich bei Betrübnis, »Grantigkeit« und schlechter Laune. Es wirkt durchwärmend und lösend, lässt die Sonne wieder scheinen und bringt ins »Hier und Jetzt«. Das Schüßlersalz

Nr. 9 hilft uns dabei, Kristallisierungen, Verhärtungen und »Sauersein« in Flexibilität und Lebensfreude zu verwandeln. Wir können mit seinen Säure ausleitenden Kräften wieder beweglicher und fröhlicher werden!

Nr. 10 – Natrium sulfuricum

Das Schüßlermittel Nr. 10 ist ein Stoffwechsel-, Entgiftungs-, Leber-, Galle- und Nierenmittel und das wichtigste Ausscheidungsmittel der Biochemie.

Als feuriges Lebenssalz reguliert es die Gewebsflüssigkeit, entzieht den abzubauenden Stoffen das Wasser und bringt sie auf diese Weise zum Zerfall. Es regt das Stoffwechselfeuer und die Tätigkeit der Ausscheidungsorgane an. Es wird angewandt bei Übergewicht, Rheuma, Ischialgie, Gelbsucht, Gallensteinen, Blähungen, Nierenentzündung, Blasenkatarrh, Juckreiz, Migräne und zur Ausscheidung von Medikamenten- oder Narkosegiften.

Auch auf der geistseelischen Ebene kann uns Natrium sulfuricum helfen, lebenswärmende und anfeuernde Kräfte zu entfalten. Es ist hilfreich, wenn wir uns verstimmt, missmutig, reizbar, melancholisch, antriebslos, gar des Lebens überdrüssig fühlen. Es kann seinen Beitrag dazu leisten, dass wir zunehmend und immer öfter positive Gedanken zulassen. Es hilft uns, Wandlung und Veränderung anzunehmen.

Nr. 11 – Silicea

Silicea ist ein stärkendes und regenerierendes Nervenmittel, das gegen Reize aller Art unempfindlicher macht. Als ein wichtiges biochemisches Resorptionsmittel besitzt es zudem aufsaugende Kräfte bei entzündlichen Gewebsprozessen.

Es gehört zu den nur schwer löslichen Nährsalzen und kommt in einer Gesamtmenge von etwa 6 Gramm im Organismus vor. Der größte Teil davon befindet sich in Knochen und Zähnen, der kleinere Teil verteilt sich über alle Organe, bevorzugt ist es in Bindegewebe, Haut, Blut und Herz zu finden.

Wegen seiner reinigenden, straffenden und strukturierenden Wirkung auf Haut, Zähne, Haare und Nägel gilt es als das »Schönheitsmittel der Biochemie«. Silicea ist ein Mittel von sehr großem Wirkungskreis mit einer Vielzahl von Heilanzeigen. Es wird angewandt bei Übersäuerung, harnsauren Ablagerungen, Rheuma, Nasenbluten, Gerstenkorn, Fisteln, eitrigen Geschwüren, Warzen, Wunden, Rissen, Eiterungen, (Zahnwurzel-)Abszessen, Akne, Narben, Hämorrhoiden und wenn Wunden schlecht heilen.

Auch auf der geistseelischen Ebene ordnet und strukturiert es. Damit ist es hilfreich bei chaotischem Gemüt, Ängsten, Verantwortungsscheu, Überempfindlichkeit, leichter Verletzlichkeit, Zerstreutheit und Vergesslichkeit.

So, wie es uns etwa ein kugelförmig geschliffener Siliciumkristall (z. B. ein Bergkristall) bildhaft vermittelt, steht auch das homöopathische Silicea für schützende und einhüllende Informationen, wie sie in der Kugelform gegeben sind. Zugleich können wir uns die klaren, ordnenden und strukturierenden Kräfte leichter vorstellen, die Silicea auf Haut und Gewebe ausübt. Da es Unreinheiten, Rauigkeit und Spröde von Haut, Nä-

geln und Haaren zu glätten bestrebt ist, wird das Schüßlersalz Nr. 11, wie oben bereits erwähnt, als hautpflegendes und verschönerndes Mittel der Biochemie betrachtet.

Nr. 12 – Calcium sulfuricum

Calcium sulfuricum ist ein Mittel für tief sitzende Eiterungen oder Abszesse, die nicht recht herauskommen wollen.

Bei Erkrankungen, die auf andere Salze nur ungenügend ansprechen, kann es die Wende bringen. Es klärt die Lymphe, wirkt reinigend und stoffwechselanregend und unterstützt die Blutgerinnung. Es wird angewandt bei Geschwüren, Fisteln, Eierstock-, Blasen- und Nierenentzündungen, »Verstopfung« und Blockaden aller Art.

Auch auf der geistseelischen Ebene hilft es, sich von tief liegenden seelischen Giften zu reinigen und dabei verborgene Dinge ans Licht zu bringen. Calcium sulfuricum baut nach erschöpfenden Prozessen wieder auf, unterstützt in Krisensituationen, kann bei psychischen Stauungen und Blockaden die Wende bringen und schenkt neues Selbstvertrauen!

Stellen wir uns einmal einen von Schattenpflanzen (z. B. Farnen) bewachsenen Höhleneingang vor. Wo der Übergang von Dunkelheit zu Licht ist, wachsen Pflanzen, die zwischen Grenzen vermitteln. Ähnlich können wir uns die Wirkung des Schüßlersalzes Nr. 12 vorstellen: Es kann grenzüberschreitende Heilinformationen vermitteln. Dies mag bei Stirnhöhlen- oder Nasennebenhöhlenprozessen heilsam wirken und helfen, verborgene Giftstoffe ans Licht zu bringen. Das gilt genauso für seelische Themen, weswegen das 12. Schüßlersalz helfen kann, Blockaden aufzulösen.

Sich wohl fühlen mit Schüßlersalzen

Die Mineralsalze zu Kuren kombinieren …

Es gibt mehrere Möglichkeiten, die biochemischen Salze zu Kuranwendungen zusammenzustellen. Den für Sie selbst optimalen Wohlfühl-Weg können Sie ausprobieren oder auch intuitiv wählen, indem Sie darauf achten, bei welcher der hier als Prototyp vorgestellten Kuren Sie schon beim Lesen die meiste Resonanz spüren.

Wenn Sie bereits wissen, dass Sie besonders sensibel auf feinstoffliche und homöopathische Heilinformationen reagieren, mögen Sie sich vielleicht anhand der Charakteristik und der Gemütsbilder der Schüßlersalze, wie ich sie in *Lebensquell Schüßlersalze* umfassend dargestellt habe, orientieren und nur 1 oder 2 Salze für Ihre Kuranwendung wählen.

In den vielen Leserzuschriften, die ich erhielt, heißt es jedoch immer wieder: »Ich glaube, ich bräuchte alle 12 Schüßlersalze! Was mache ich denn nun?« Viele Leser baten um eine Hilfe, wenn sie sich mehrere der zwölf Salze ausgesucht hatten, aber nicht wussten, wo sie anfangen sollten und wie viele sie wann nehmen dürfen. Meine wie die Erfahrungen manch anderer Praktiker legen die Anwendung mehrerer Salze, gerade auch in Mischung nahe. Deshalb habe ich dieses Buch so angelegt, dass der Leser sich aus der Fülle von Kombinationsmöglichkeiten der Schüßlersalze seine Art der Anwendung aussuchen und mit dieser experimentieren kann. Das Ziel ist dabei stets, sich von Tag zu Tag wohler zu fühlen.

… und in Wasser optimieren

Wenngleich man die homöopathischen Mineralsalztablettchen selbstverständlich – wie sonst üblich – einfach langsam im Munde zergehen lassen kann, so empfehle ich doch im Allgemeinen deren Anwendung in Wasser, in Form eines Mineralsalzdrinks. Dies schon allein deshalb, weil man meist generell viel zu wenig trinkt. Auch betrachten viele Zeitgenossen und vermutlich auch etliche meiner Leser reines stilles Quellwasser, das die Zellen entgiftet, womöglich gar nicht als Getränk, hingegen bringen sie sich vielleicht eher mit Kaffee oder so allerlei, was sich in Dosen und Flaschen an »modernen« Getränken kaufen lässt, über den Tag.

In *gutem Quellwasser* liegen aber schon an sich ganz besondere Heilkräfte verborgen. Es gibt Heilerfahrungen, die sich einfach nur darauf gründen, dass genügend, und zwar mehrere große Gläser Wasser nacheinander getrunken werden, um allein damit Schmerzen zu beseitigen und Heilung zu bringen. Weiterhin empfehle ich Mineralsalzdrinks, weil die Mineralien, wenn sie in Wasser gelangen oder in unserem Mund mit dem Speichel in Berührung kommen, in ihre positiven und negativen Teilchen, die Ionen, zerfallen, auf deren elektrobiologische Eigenschaft ein guter Teil der oft verblüffenden Wirkungen zurückzuführen ist. Wir nehmen eben dann, wenn die Salze in einer größeren Menge Wasser gelöst sind, bei jedem Schluck von neuem die Elektrolyte in uns auf. Diese Art der Anwendung ist außerdem kostengünstiger als die Einnahme der Schüßlersalz-Tabletten, die bei akuten Erkrankungen schon alle 2 bis 3 Minuten erfolgen muss. Aus den aufgeführten Gründen und weil es viel einfacher ist und mehr Spaß macht, mit seiner Mineralsalz-Wasserflasche den Tag gesund zu gestalten, werden in diesem Buch vorwiegend Schüßlersalze-Vitaldrink-Kuren vorgestellt.

Mit den Schüßlersalz-Vitaldrinks kuren

Am sinnvollsten ist es, sich aus den 14 Wohlfühl-Kuren eines der vorgestellten Kurbeispiele auszuwählen und dieses zunächst einmal für einige Tage auszuprobieren.

Geben Sie hierzu die Mineralsalze, die bei dem von Ihnen gewählten Kurbeispiel unter »morgens und vormittags« aufgeführt sind, in ½ bis ¾ Liter heißes Wasser (jede Art von Quellwasser ist hierfür besonders gut) und trinken Sie dies schluckweise und langsam bis zum Mittag aus. Am besten füllen Sie Ihren Drink in eine Thermoskanne (*nicht* aus Metall!), um ihn bis zum Mittag schön heiß zu halten.

Ebenso verfahren Sie mit den Salzen, die Sie in den Kurbeispielen für »nachmittags bis abends« aufgeführt finden: Geben Sie diese ebenfalls in ½ bis ¾ Liter heißes Wasser, rühren Sie gut um und trinken Sie Ihr mit biovitalen Salzen (Sie wissen ja, es schmeckt nicht salzig, sondern angenehm erfrischend!) angereichertes Wasser bis zum Abend aus. Die Tagesmenge Ihres Mineralsalz-Wassers sollte 1 Liter nicht unterschreiten, es kann aber gern mehr sein!

»Vor dem Schlafengehen« nehmen Sie Ihre Mineralsalze wie folgt ein: Um nachts nicht öfters als unbedingt nötig aufstehen zu müssen, empfehle ich, die Salze um diese Tageszeit in ihrer Tablettenform im Munde zergehen zu lassen, wie sie sind, und sie nicht in Wasser aufzulösen.

Sie können relativ kraftvolle *oder* eher sanfte Kuren mit den Schüßlersalzen wählen. Welche Kur in Ihrem speziellen und individuellen Fall die beste ist, kann nicht vorhergesagt, sondern nur von Ihnen selbst ausprobiert und erfahren werden. Sie können jederzeit zwischen den verschiedenen Kurformen wechseln!

Zu Beginn einer Kur sind Entgiftungserscheinungen *möglich*, diese sind aber eher selten, und Sie sollten nicht darauf warten! Falls

Sie jedoch sozusagen auf Nummer sicher gehen wollen, können Sie an einem Wochenende beginnen. Fühlen Sie sich dann nach 2 bis 3 Tagen und während der folgenden Kurtage zunehmend leichter, besser und wohler, können Sie die gewählte Anwendung für 2, 3 oder auch mehrere Wochen so durchführen.

Falls Sie sich jedoch nach 3 Tagen nicht so besonders gut fühlen – sei es, dass die Entgiftungserscheinungen zu stark sind oder dass Sie einfach nicht der Typ für eine relativ kraftvolle Kur mit mehreren Schüßlersalzen sind –, beenden Sie die begonnene Anwendung, machen 1 bis 2 Tage Pause und fahren mit einer Kuranwendung mit nur wenigen Salzen oder mit nur einem fort.

Die Zusammenstellung der Kuren ist stets als Vorschlag zu verstehen. Diese Vorschläge wollen Ihnen helfen, leichter die für Sie passenden Salze und deren beste Anwendungszeiten auszuwählen. Die Kuren, die ich Ihnen hier vorstelle, beinhalten relativ viele der 12 Schüßlersalze, so ist die Chance hoch, dass das für Sie wichtige Salz auch dabei ist.

Bei der Konzeption dieses Buches habe ich mich nach reiflicher Überlegung dafür entschieden, die Schüßlersalze in den 14 indikationsbezogenen Tabellen, die stets am Ende der 14 Früchtekur-Kapitel stehen, in jeweils gleicher Reihenfolge von 1 bis 12 aufzuführen. Dies hat den großen Vorteil, dass Sie im Lauf der Zeit die Zuordnungen der Mineralsalze erlernen und dies beinahe wie von selbst. Würde ich Ihnen die Salze für die jeweiligen Beschwerden einfach aufführen, so wäre das wohl die einfachere Lösung, der Lerneffekt für die selbständige, immer sicherer werdende Anwendung dürfte sich jedoch in Grenzen halten.

Ihre individuellen Mineralsalze auswählen

Bei den Schüßlersalzen gibt es keine »kategorischen« und somit pauschal wirksamen Heilsalze für bestimmte Beschwerden oder Erkrankungen. Ganz im Sinne der Homöopathie wählt der Profi wie auch der in der Anwendung immer sicherer werdende Laie die Salze nach den zugeordneten Erscheinungs- und Beschwerdebildern aus und macht sich im Vorfeld mit den Arzneimittelbildern der Salze (siehe auch in *Lebensquell Schüßlersalze*) im Lauf der Zeit zunehmend vertrauter. Eine hilfreiche, unterstützende Methode zur Wahl der Schüßlersalze und eine besonders elegante dazu ist die Antlitzdiagnose.*

Natürlich gibt es biochemisches Wissen, dazu mehr als ein Jahrhundert Erfahrungen mit den heilsamen Salzen und daraus abgeleitete Empfehlungen, welche Salze wobei oft geholfen haben. Eine sichere Auswahl für eine einzigartige Persönlichkeit kann dennoch über Standardempfehlungen nicht immer getroffen werden. Und so stehen stets die individuelle und besonders die seelische Thematik und Problematik, die Krankengeschichte, die Auslöser, die mannigfaltigen und höchst verschiedenen Ursachen für Mineralsalzmangel im Vordergrund. Naturgemäß finden sich bei den verschiedenen Therapeuten und Autoren durchaus unterschiedliche Empfehlungen; dies bezieht sich nicht nur auf die Auswahl der betreffenden Salze, sondern auch auf die Art der Anwendung, die Mischung oder die alleinige Anwendung eines Mineralsalzes sowie im Besonderen auf deren Dosierung. Es hat wohl jeder Therapeut seine eigenen Erfahrungen, und entsprechend empfiehlt er die Salze.

Deshalb ermuntere ich Sie zum eigenen Experimentieren! Das

* Diese finden Sie beschrieben in Monika Helmke Hausen: *Lebensquell Schüßlersalze*, S. 65f.

oder die im Krankheitsfall wirklich heilsamen Salze kann man nicht immer einer Tabelle oder Regieanweisung entnehmen. Es mag durchaus vorkommen, dass man alle möglichen bei dieser Erkrankung oft hilfreichen Salze anwendet, dennoch ist im individuellen Fall womöglich gerade das eine, das ein Mensch in seiner psychophysischen Identität wirklich braucht, nicht dabei!

Aus all diesen Gründen ist es nützlich, mit Mischungen von Salzen zu arbeiten. Darum ermutige ich Sie, *von Zeit zu Zeit einmal jene Salze anzuwenden, die bislang nicht ausgesucht wurden*, insbesondere dann, wenn ein anscheinend gut gewähltes Salz oder eine Mineralsalz-Kombination nicht hilft!

Im vorliegenden Buch finden Sie Kur- und Anwendungsbeispiele, die Sie in die Lage versetzen, die Mineralsalze schon einmal ohne intensives Schüßlersalze-Studium und aufbauend auf einem solchen auszuprobieren, und dies in Verbindung mit heilsamen Früchtekuren! Als Laie müssen Sie Ihre eigenen Erfahrungen machen, daran geht kein Weg vorbei. Mein Rat: unbedingt sofort aufschreiben, welche Salze, wie viel davon, welche Kombinationen wann und wobei geholfen haben! Bei einer ähnlichen Beschwerde brauchen Sie dann nur in Ihren Notizen nachzuschlagen!

Nachfolgend finden Sie nun mehrere, sehr unterschiedliche Kuranwendungen, die reinigen und entgiften. Probieren Sie aus, bei welcher der Kuren Sie sich durchgängig rundherum wohl und aktiv fühlen, und wandeln Sie dann die in jedem der 14 Kapitel angegebenen Kurbeispiele in etwa entsprechend den nachfolgenden Musterbeispielen um!

Achtung! Generell empfehle ich, nicht mehr als 3 bis 4 Salze in einem Mineraldrink zu mischen.

Vitaldrinks zum Reinigen, Entgiften, Entschlacken und unterstützend beim Abnehmen – Kurbeispiele

Eine intensive Kur mit Mischungen von Salzen

morgens und vormittags	*nachmittags bis abends*	*vor dem Schlafengehen*
Nr. 3 – D6 – 2 Tabl.	Nr. 2 – D6 – 1 Tabl.	Nr. 2 – D6 – 1 Tabl.
Nr. 4 – D3 – 1 Tabl.	Nr. 3 – D6 – 1 Tabl.	Nr. 3 – D6 – 1 Tabl.
Nr. 5 – D3 – 1 Tabl.	Nr. 9 – D3 – 1 Tabl.	Nr. 7 – D6 – 1 Tabl.
Nr. 7 – D3 – 3 Tabl.	Nr. 10 – D3 – 1 Tabl.	Nr. 11 – D6 – 5 Tabl.

Eine intensive Kur mit nur einem Salz pro Anwendung

morgens und vormittags	*nachmittags bis abends*	*vor dem Schlafengehen*
1. Kurtag: Nr. 1 – D6 – 1 Tabl.	Nr. 5 – D3 – 1 Tabl.	Nr. 3 – D3 – 1 Tabl.
2. Kurtag: Nr. 2 – D6 – 1 Tabl.	Nr. 10 – D3 – 1 Tabl.	Nr. 3 – D3 – 1 Tabl.
3. Kurtag: Nr. 4 – D3 – 1 Tabl.	Nr. 9 – D3 – 1 Tabl.	Nr. 11 – D6 – 1 Tabl.
4. Kurtag: Nr. 5 – D6 – 1 Tabl.	Nr. 10 – D3 – 1 Tabl.	Nr. 7 – D6 – 1 Tabl.
Am 5. Tag beginnen Sie wieder von vorn.		

Beginnen Sie mit je 1 Tablette pro Drink und steigern Sie bei jedem 4-Tage-Turnus jedes der Salze um 1 weitere Tablette, bis Sie von jedem der Salze jeweils 3 bis höchstens 5 Tabletten einnehmen. Beobachten Sie sich bei den verschiedenen Dosierungen genau. Reduzieren Sie die Dosis wieder, wenn Sie das Empfinden haben, es sei zu viel. Vorausgesetzt, die Dosierung von 5 Tabletten pro Salz ist für Sie gut verträglich, behalten Sie diese so lange bei (eventuell einige Wochen), wie Sie sich damit wohl fühlen. Dann gehen Sie langsam wieder auf je 1 Tablette pro Salz zurück und machen eine Einnahmepause oder wählen nun zunächst einmal andere Salze für eine neue Kur.

Eine Kur mit nur einem Salz am Tag

Wenn Sie lieber nur 1 Salz täglich anwenden möchten, können Sie beispielsweise folgende Kur durchführen: Man gibt die Tagesdosis in eine Literflasche stilles – am besten heißes – Wasser und trinkt dieses bis zum Schlafengehen aus. Die am meisten entgiftenden Salze sind hier auf das Wochenende verlegt. Sport, Bewegung, Schwimmen usw. unterstützen die Anwendung!

Montag:	Nr. 1 – D6 – 6 Tabl.
Dienstag:	Nr. 2 – D3 – 6 Tabl.
Mittwoch:	Nr. 5 – D3 – 5 Tabl. und Nr. 3 – D6 – 3 Tabl.
Donnerstag:	Nr. 3 – D3 – 3 Tabl.
Freitag:	Nr. 7 – D6 – 12 Tabl.
Samstag:	Nr. 9 – D6 – 10 Tabl.
Sonntag:	Nr. 10 – D3 – 5 Tabl.

In ähnlicher Weise können Sie nun die Kurbeispiele aller 14 Kuren in diesem Buch umgestalten. Hierzu mag Ihnen die folgende Aufstellung von Nutzen sein.

Mineralsalze und der biologische Rhythmus

Alle Salze sind prinzipiell zu jeder Zeit wirksam. Wie die neue Wissenschaft der Chronobiologie (das griechische Wort *chronos* bedeutet »Zeit«) zunehmend herausfindet, gibt es vielerlei biologische Rhythmen, innerhalb derer bestimmte Bio-Phänomene beobachtet und Bio-Funktionen optimiert werden können. Dies gilt für Rhythmen innerhalb unseres Körpers ebenso wie für rhythmische Vorgänge im Gesamtkörper der Natur und bei Pflanzen ebenso wie bei Tieren. So mag es sich durchaus als nützlich und besonders heilsam erweisen, die Salze in den zu ihnen am besten passenden Zeiten einzunehmen:

- *Morgens und vormittags:* alle Salze, besonders die drei Calciumsalze Nr. 1, 2, 12, die drei Kaliumsalze Nr. 4, 5, 6 und das Magnesiumsalz Nr. 7
- *Mittags:* die Anwendung möglichst auf die Zeit vor 12 Uhr legen; es gelten dann die Salze vom Vormittag; Silicea, Nr. 11
- *Nachmittags bis abends:* die drei Natriumsalze Nr. 8, 9, 10 und das Eisensalz Nr. 3
- *Vor dem Schlafengehen oder nachts* (für in der Nacht Arbeitende): Nr. 1, 5, 7 und 11

Mit all diesen Informationen können Sie nun Ihre eigene Kur leichter zusammenstellen. Falls Sie dies tun wollen, sollten Sie sich allerdings unbedingt einen eigenen Kurplan machen!

Nach längeren Kuren mit Schüßlersalzen kommt es vor, dass man einfach keine Lust mehr auf die »wässrige« Anwendung hat. In diesem Fall wählt man eben für eine Zeit lang die eher »trockene« Anwendungsweise. Hierfür müssen nun allerdings höhere Dosierungen, also eine größere Anzahl von Tabletten pro Tag in Kauf genommen werden.

Vielleicht können Sie, besonders nach monatelanger Anwendung, die weißen Tablettchen nicht mehr sehen: Dann machen Sie einfach Pause! Sich zwingen bringt eher selten etwas im Leben, so auch hier. Das Kuren mit den heilsamen Salzen und mit den Früchten soll vor allem eines bringen: Freude! Leichtigkeit will in ihr Leben fließen!

Heilende Schöpfungsstrukturen in Früchten und Gemüse

Ich möchte Sie einladen, das Essen – etwas, das wir im Allgemeinen täglich tun – neben all seiner genüsslichen Freude, seinen geselligen Aspekten und seinen ernährungsphysiologischen Bereichen auch einmal von einem ganz anderen, einem spirituellen Blickwinkel aus zu betrachten:

In Pflanzen und besonders in deren Früchten sind die ursprünglich unsichtbar vorgegebenen geometrischen Schöpfungsstrukturen in vielfältigster Weise sichtbar und erkennbar und zudem mit den ordnenden Farben des Lichts verbunden. In deren Wachstum und Werden steht noch die Sichtbarkeit der Bewegung und des Tanzes um Sonne, Mond und Sterne, den alle Pflanzen unserer Erde auf ihre Weise vollführen. Sie sind in universelle Gesetzmäßigkeiten vom Sonnenaufgang bis zum Sonnenuntergang, vom Mondaufgang bis zu dessen Untergang, vom Aufziehen der Sternbilder am gestirnten Himmel bis zu deren Untergang einbezogen und mit diesem auf eine immaterielle Weise – eine Weise der Schwingungen und Resonanzen, Antworten von Licht auf Licht – verbunden.

Und so trägt jede essbare Frucht dieses Planeten Schöpfungsgeheimnisse vielerlei Art in sich, kann mit Licht und göttlichen Gedanken, dem *logos*, ordnen, kann reparieren, was Menschengeist zerstört hat; kann leuchten und Sinn geben, wo dieser abhanden gekommen ist; kann verbessern und heilen, wo der Mensch durch Fehlgedanken und eben solches Verhalten aus der ursprünglichen Schöpfungsordnung herausgefallen ist; kann Mut schenken, wo Ängste wuchern, verbinden, wo Isolation ist, helfen loszulösen vom Falschen, vom Dunklen, vom Ungeordneten und vom Giftigen.

Dass nur unbelastete, unvergiftete, naturreine Früchte und Gemüse, die nicht in Treibhäusern gezüchtet wurden, sondern die Bewegung von Sonne, Mond und Sternen, Wind und Wetter und den Atem der Schöpfung erfahren haben, wirklich ganzheitliche Heilungs- und Abwehrfunktionen besitzen, dürfte klar sein. Nur was selbst die unveränderten göttlichen Ideen und das reinigende, farbig und geometrisch ordnende Schöpfungslicht in sich trägt, kann im ganzheitlichen Sinne heilen.

Und so will ich Sie mit diesem Buch einladen, es auszuprobieren: Sie werden überrascht sein, was die Früchte- und Gemüsekuren für Sie an ganz persönlichen Überraschungen bereithalten. Und probieren Sie es aus, welche grundsätzlichen Heilfunktionen die homöopathisch aufbereiteten Mineralsalze für Sie besitzen – sie sind, wie ich es erfahre, doch zwölf ursprüngliche, regelnde und ordnende Kräfte der irdischen Schöpfung. Sie besitzen Schlüsselfunktionen! Und so ist alles, was wir als Nahrung zu uns nehmen, auf seine höchst spezielle Weise ein lebender Spiegel und ein Sternenuniversum für sich. Jedes Mal also, wenn wir etwa in einen Apfel hineinbeißen, führen wir uns höchst spezifische und höchst geordnete Sonnen- und Lichtbotschaften zu. Und geben diese in unsere Körperzellen weiter.

Dass frische und etliche gekochte Früchte- und Fruchtsäfte eine so heilsame Wirkung besitzen, die zunehmend erforscht und mehr und mehr bekannt wird, liegt, wie ich es sehe, an ihren Lichtschwingungen, die so rein, klar und in sich selbst heil sind, dass sie neben sich nichts Unreines ertragen können; dass sie das Dunkle erhellen, das zu Dichte auflockern, das Giftige ausscheiden; dass sie dem, was zu magnetisch anhaftet, inspirierende Impulse geben und umgekehrt und dass sie Zellen und Geweben, die entweder unter zu viel Innendruck stehen oder den Außendruck als übermächtig erfahren, einen Druckausgleich ermöglichen.

Natürliche Früchte und Nüsse sind die reinste biovitale Nahrung, die es auf diesem Planeten überhaupt gibt. Sie werden unmittelbar gefolgt von den grünen Pflanzen, Salaten und Gemüsen, die jeweils aufgrund ihrer Stellung über der Erde, auf der Erde oder unter der Erde sehr spezielle Schwingungen aufweisen.

Die Vielfalt der Heileigenschaften und der ordnenden Lichtkräfte von Früchten und Pflanzen ist trotz allen umfangreichen Wissens, das bisher zusammengetragen wurde, doch erst andeutungsweise erforscht. Vor allem dürfen wir nicht der Täuschung verfallen, mit der Feststellung bestimmter Inhaltsstoffe wie Vitamine, Mineralien, Spurenelemente, Pflanzenhormone … und deren isolierter Heilbetrachtung oder Anwendung allein sei es getan. Was unser Altmeister Goethe in seinem *Faust* Mephistopheles so sinnig sagen lässt, ist natürlich bis heute gültig:

Wer will was Lebendiges erkennen und beschreiben,
sucht erst den Geist herauszutreiben,
dann hat er die Teile in seiner Hand,
fehlt leider! nur das geistige Band.

Früchte und die Heilkräfte ihrer Farben

Die Farben der Früchte sind spezifisch: Eine Frucht trägt ihre spezielle Lichtschwingung durchaus nicht einfach nur der Schönheit wegen oder ist gar gleichgültig. Sondern sie ist damit Träger der Schöpfungsordnung. Allein der Farbe einer Frucht können wir bestimmte Lebensinformationen und Heilsbotschaften entnehmen, die sie uns schenkt. Einige solcher Farb-Licht-Informationen finden Sie hier und weitere in den Früchtekapiteln kurz aufgeführt.

Früchte bestehen zu einem Anteil von bis zu 90 Prozent aus biovitalem Zellwasser. Dieses stellen sie uns zur Verfügung, damit wir gesund und in Harmonie bleiben oder damit wir, wenn wir erkrankt sind oder uns unwohl fühlen, die jeweils höchst speziellen Licht- und Heilfrequenzen aus der Vielfalt des Angebotes auswählen können. Es ist deshalb von hohem Wert, wenn wir, um die zu uns passende Heilfrucht zu finden, auch einmal *innere Bilder und Intuitionen auftauchen lassen*, so z. B. die Farbe herauszusuchen, die günstig für unseren derzeitigen, ganz besonderen *Ernährungs-Lichtheilprozess* ist. Dazu genügt es, die Augen zu schließen und intuitiv um die Frucht, das Gemüse und besonders die Farbe zu bitten, die für den gegenwärtigen Heilprozess die beste ist.

Verbindendes grünes Licht der Kiwi

So hat beispielsweise das Grün der Kiwi die Aufgabe, in unserem Blut das Dunkle vom Hellen zu trennen, was bedeutet, dass diese Frucht in der Lage ist, Giftstoffe, die sich an bestimmte Eiweißbestandteile unseres Blutes gebunden haben, von diesen zu trennen, sie zu verbrennen und auszuleiten. Die Farbe Grün löst starre Verbindungen auf und unterstützt dadurch dynamische Prozesse. Sie hat somit kräftigende und verbindende Eigenschaften, die das Leben wieder strömen lassen. Die Farbe der Kiwi verbindet uns mit dem Lebensstrom der gesamten Natur, insbesondere mit der grünen Pflanzenwelt, doch auch mit den Kräften grün schwingender Mineralien. Um uns damit zu verbinden, muss uns eben dieses Grün allerdings zuvor entsprechend entbinden von all solchem eben, was uns hindert an der Verbindung. Darauf beruht beispielsweise, wie ich es sehe, die in höchstem Maße entgiftende und an spezielle Enzyme und Pflanzenhormone gebundene Eigenschaft des grünen Lichts der Kiwi.

Stärkendes rotes Licht der Kirsche

Betrachten wir eine rote Kirsche, so ist in diesem Rot ein wärmendes Feuer für unser Herz und für die Kraft unseres Herzens enthalten. Und so wie der Kern in der Kirsche einen zentralen und höchst energetischen Speicher- und Kraftort für die darum herum befindliche Kirsche darstellt, führt uns die Kirsche zu unserem inneren zentralen Kraftort, stärkt uns die Schultern und den Rücken und unsere Fähigkeit, »Ich« und »Ich will« und »Ich will nicht« zu sagen, und gibt uns Stabilität und etwas wie eine Feuersglut inmitten unseres Herzens.

Sonnenaufgang neuer Kräfte durch das goldorange Licht der Papaya

Eine besondere, übergeordnet heilsame Frucht ist die Papaya, die mit ihrem goldorange leuchtenden Licht hilft, den neuen Morgen des 3. Jahrtausends einzuläuten. Weswegen sie nicht bei den Früchtekur-Kapiteln, sondern hier im Einführungsteil kurz besprochen werden soll. Ihr sanftes vergoldetes Orange leuchtet in unsere Herzen, und so kann sie sich für viele von uns als richtungsweisende Heilfrucht erweisen. Die Papaya hat so grundlegende, umfassende und vielfältige Heileigenschaften, dass ihr ein ganzes Buch mit einer Fülle zusammengetragenen Wissens über ihre Heileigenschaften gebührt (wie das Buch *Papaya – Heilen mit der Wunderfrucht* von Barbara Simonsohn, siehe unter »Büchertipps«, S. 278).

Die Papaya hilft, Erreichtes und Erhaltenswertes zu bewahren und auf diesem aufzubauen – wie ein Haus, das auf einem guten und tragenden Fundament errichtet wird. Zudem wird durch die Papaya die Heilfrequenz eines auf neue Weise Wach-und-im-Hier-und-Jetzt-Seins in unser Wesen und in unsere Zellen eingelagert. Die Papaya hilft uns deshalb, Abgründe und Klüfte zu überbrücken und besonders solche Verletzungen zu heilen, die in irgendeiner Weise mit Abbruch zu tun haben: Abbruch von Beziehungen, Abbruch von Schwangerschaften, Abbruch einer vorhersehbar kontinuierlichen Entwicklung, die plötzlich das Gleis wechselt und auf neuem Gleis weitergeführt wird. Die Papaya heilt traumatische Erfahrungen und Schmerzen, die tiefe Wunden in den Gefühlskörper geschlagen haben. Sie wärmt das Herz, stärkt die Lymphe, heilt die Verdauungsorgane und durchwärmt vor allen Dingen die Leber. Die Leber gehört zu den Organen, die viel Gift speichern: körperliches und vor allen Dingen auch seelisches Gift.

Die Papaya ist eine leberstärkende und leberheilende Frucht, und sie wirkt ausgleichend bei Depressionen und Traurigkeit, genauso wie bei Wut und Zorn. Am besten isst man sie kurmäßig bis zu 3-mal täglich, ½ Stunde vor den sonstigen Mahlzeiten, je nach Schwere des Falles jeweils bis zu ½ Frucht. Die Papaya lehrt uns zugleich, ihr Goldorange in unser Leben hineinzunehmen und uns dabei dessen bewusst zu sein, dass dies immer etwas mit Auferstehung und existenziellem Neuwerden zu tun hat. So wie ein Sonnenaufgang die Existenz des Sonnenlichtes des neuen Tages und der Sonnenuntergang die Existenz der Sternen-Lichtkräfte der Nacht einleitet.

Erneuern Sie nun also Ihren Geist, Ihr Gemüt und Ihren Körper mit den Lichtkräften von heilsamen Früchten, Mandeln und Gemüse. Ergänzt durch die Heilkräfte der mineralischen Salze werden sicherlich in Ihr Denken und Fühlen neue Ordnungen, Klarheit und Leichtigkeit einziehen, und Sie werden sich in Ihrem Leben wohler fühlen!

Die vierzehn Wohlfühl-Kuren

1. Psyche
Die Himbeer-Kur
Die Seele aufhellen

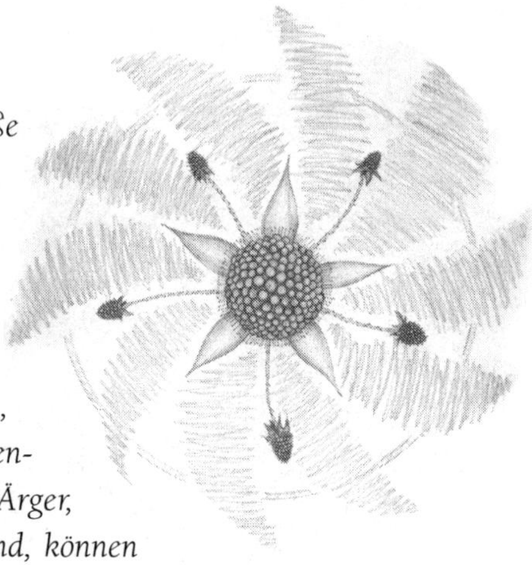

Die Himbeere ist eine große Heilerin und Trostspenderin. Sie schenkt uns ihr sanft wärmendes rosa Licht, wenn wir uns in Lebensphasen befinden, in denen wir nicht mehr weiter wissen. Sie entfaltet seelisch aufhellende, stabilisierende und stärkende Eigenschaften. Wenn wir in Angst, Not, Ärger, Zorn, Dunkelheit oder Betrübnis sind, können wir uns ihrer heilsamen Kräfte versichern. Die Himbeere durchlichtet und stärkt unser Herz und unser inneres Wissen, sie aktiviert neue Kräfte, wenn wir uns einsam oder traurig fühlen; sie schützt unsere Seele wie mit einem Schutzmantel, und sie reinigt und entlastet Körper und Seele von Giftstoffen, Demütigungen und sonstigen Seelenschmerzen. Mit Hilfe der Himbeere finden wir einen neuen Zugang zu uns selbst, wenn wir uns verletzt, unterdrückt oder hoffnungslos fühlen.

Die Himbeere unterstützt uns in Grippezeiten mit ihren Abwehrkräften, sie durchblutet Nase und Hals bei Schnupfen oder Halsentzündung, sie klärt, reinigt Augen, Ohren, Nerven, Haut und Darm und schenkt uns stets ihre aufbauenden Kräfte. Wer zu gelegentlichen depressiven Stimmungen, z. B. vor der Periode, neigt, sollte sich angewöhnen, schon bei den ersten Anzeichen eine Portion heiße Himbeeren mit Mandeln zuzubereiten. Bei einer bereits bestehenden Depression ist die Himbeere unter den Früchten *das* Mittel der Wahl, das kurmäßig über einen längeren Zeitraum gegessen wird.

Mit der Himbeere neue Kraft schöpfen

Himbeeren enthalten reichlich Vitamin C, das so wichtig für unser Immunsystem ist. Zusammen mit dem Wirkstoff Rutin hemmt es alle Arten von Blutungen, verbessert die Zufuhr von Nährstoffen. Dies wiederum macht die Himbeere zusammen mit ihrem Gehalt an Vitamin A und Carotin zu einem natürlichen Heilmittel bei Augenbeschwerden und Sehschwäche.

Ihre Gerbstoffe, ihr Pektin und ihre Fruchtsäuren wirken fiebersenkend und unterstützen die Leber bei ihrer Entgiftungsarbeit.

Besonders reich ist sie auch an Kalium, welches wasserausschwemmende und den Blutdruck senkende Eigenschaften hat. Weiterhin enthält die Himbeere Eisen für die Blutbildung, außer-

Heilen mit der Himbeere

Neben ihren psychisch aufhellenden und seelenstärkenden Eigenschaften sind Himbeeren

- bei Blasen- und Nierenkrankheiten
- und Rheuma heilungsunterstützend.
- Sie reinigen den Darm, sind hilfreich bei Verstopfungen,
- helfen, Blutungen zu stoppen, und werden auch gegen zu starke Menstruationsblutungen verwendet.
- Sie stärken Haare, Haut, Nägel, Knochen und Zähne und
- sind nützlich bei Augenleiden.
- Himbeersirup und -essig sind herzstärkend und werden bei fieberhaften Erkrankungen eingesetzt.
- Himbeeressig ist ein gutes Gurgelmittel bei Halsentzündungen.
- Der Tee von Himbeerblättern ist ein leckerer Haustee und findet Verwendung bei Durchfall, Bauchschmerzen, Menstruationsbeschwerden, zur Blutreinigung und bei Hauterkrankungen. Als Mund- und Gurgelwasser ist er bei Zahngeschwüren heilsam.

dem den »Herz- und Muskeltrainer« Magnesium sowie Phosphor und Calcium, die u. a. Zähne und Knochen stärken. Ihr hoher Biotingehalt macht sie zu einem Schönheitsmittel für Haut und Haare.

Signale der Seele bei Depressionen

Depressionen haben Ursachen, sie kommen nicht von ungefähr. Sie haben etwas mit unserer Seele zu tun, die uns ihre Signale anders nicht mehr mitteilen kann, weil wir sie – oft bereits zu lange – überhört haben. Diesen Signalen und sonstigen Ursachen sollten wir, gerade auch als Angehörige, mit detektivischer Spürnase auf den Grund gehen. Oft benötigen wir dabei professionelle Unterstützung.

Es sind Lebensumstände und Lebensbedingungen, die wir selbst, vielleicht über lange Zeiten hinweg, kreiert haben, mit denen unsere Seele aber nicht mehr einverstanden ist. Dies kann ebenso ein ungeliebter, unerfüllender Beruf sein wie eine destruktive Beziehung oder Lebenssituation, der wir uns nicht rechtzeitig gestellt haben. Angst um eine vermeintliche Sicherheit kann eine große Rolle dabei spielen.

Die Himbeere kann ihren Beitrag dazu leisten, dass wir uns wieder mehr unserer inneren schöpferischen Kraft anvertrauen, dass wir den höheren lichtvollen Kräften zumindest ein Mitspracherecht in unserem Leben geben und den Verstand mit seinen Vorstellungen in seine Schranken verweisen.

Zur Eruierung und Ausschaltung der Ursachenkette gehört es zudem, körperliche Toxine aufzuspüren, z. B. von schulmedizinischen Medikamenten, Giftstoffen aus dem Bau- und Wohnungssektor – die extrem vergiftende Auswirkungen auf Körper und Seele haben können sowie zu einem nicht geringen Anteil von geopathi-

Das Himbeer-Bananen-Rezept

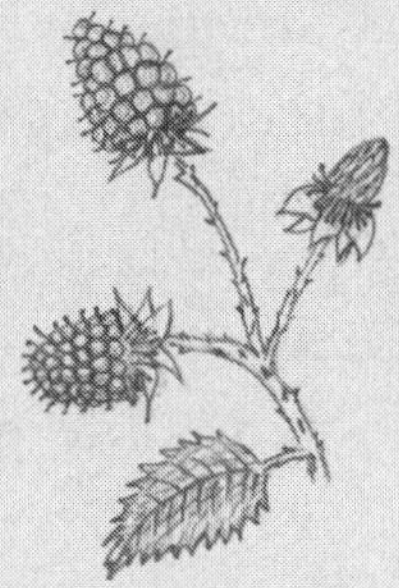

Zutaten:

125 g frische oder TK-Himbeeren
1 Banane
1 TL Butter
1 EL süße Mandeln
1 EL süße Sahne
1 TL Fruchtzucker

3 Tabl. Nr. 3 – Ferrum phosphoricum D6
5 Tabl. Nr. 5 – Kalium phosphoricum D3

So wird's gemacht: Die in zwei Längshälften aufgeschnittene Banane in einer beschichteten Pfanne in etwas Butter braten. Die frischen oder aufgetauten Tiefkühl-Himbeeren in einem kleinen Töpfchen mit etwas Fruchtzucker kurz erhitzen. Die Bananenhälften auf einem großen flachen Teller anrichten, die Himbeeren darüber gießen, mit der flüssigen oder sanft geschlagenen Sahne überziehen und mit frisch geriebenen oder gehobelten Mandeln überstreuen. Ein Glas frisch zubereitete Mandelmilch (Zubereitung siehe S. 212f.) ist eine weitere heilsame Ergänzung! Und dann ein wenig Muße beim Genießen!

Dazu passen die angegebenen Salze gut, aus denen Sie sich mit 1 Liter Wasser einen Heildrink zubereiten. Diesen trinken Sie über den Tag hinweg.

schen Störzonen (Erdstrahlungen) und elektromagnetischen Belastungen herrühren mögen. Hier muss ebenfalls professionelle Hilfe gesucht, die Ursachen müssen ausgeschaltet, der Schlafplatz verändert und oft eine homöopathische Nosodenausleitung in Anspruch

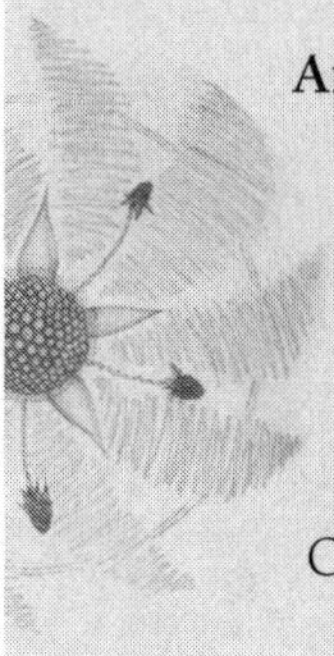

Affirmation

Heute weiß ich, dass ich geborgen bin in höherer Hand. Ich lasse das Licht in meiner Seele zu, das mich reinigt und nährt und mich wie auf einer Regenbogenbrücke zu neuen, heilenden Ufern meines Lebens geleitet.

OM

genommen werden. Bei einer solchen Ausleitung werden die zuvor genau festgestellten Giftstoffe in homöopathisch energetisierter Form, meist zusammen mit Eigenblut, injiziert, und der Körper wird damit angeregt, diese Toxine zu entlassen.

Himbeer-Rosarot für Licht und Geist

Die Farbe der Himbeere – der *Himmelsbeere* – ist, ganz besonders wenn sie erhitzt wurde, ein feurig intensives Pinkrot, ein tiefes Rosarot, das unser Herz erfrischt, es erfreut und nährt. Es tut uns gut, uns ein wenig meditativ mit der Energie dieser Farbe zu verbinden, bevor wir die Himbeere verzehren. Denn es ist eine seelenheilende und unser Herz segnende Farbschwingung.

Wie die Himbeer-Kur durchgeführt wird

Je nach Absicht und Stärke des seelischen Problems kann man die Himbeere 1- bis 3-mal täglich und so lange wie erforderlich als Heilspeise einsetzen. Da frische Himbeeren nur kurze Zeit im Jahr verfügbar sind, besorgen Sie sich Tiefkühl-Früchte, die Sie stets vorrätig haben sollten – denn psychische »Notfälle« kommen meist unvorhergesehen. Auch wenn Ihre Kinder einmal frustriert oder weinend aus der Schule kommen, haben Sie dann Ihr Licht tragendes Trostpäckchen vorrätig! Den Himbeeren macht das Einfrieren nichts aus, und sie entfalten ihr feinstes Aroma und damit ihre besten Kräfte erst dann, wenn sie kurz erhitzt wurden! Man sollte die Himbeere zu Heilzwecken möglichst zwischen oder ½ Stunde vor den Mahlzeiten essen und die jeweilige Menge der persönlichen Intuition überlassen. 3-mal täglich eine Tasse frisch gebrühter Himbeerblättertee ergänzt diese Anwendung besonders gut.

Unterstützende Nahrungsmittel

Gerade als Seelentrösterin passt die Himbeere besonders gut zur ebenfalls seelenausbalancierenden Banane, zu Licht spendenden Mangos, Papayas und Pfirsichen, zu entgiftenden Mandeln und Kiwis und zu echter Bourbonvanille. Man sollte jedoch diese Früchte, wenn sie die Himbeere begleiten, zumindest teilweise ebenfalls in erhitzter Form anwenden. Länger andauernde Depressionen leisten Lichtarmut, Kälte und Problemen oder Themen der Leber Gesellschaft. Eine bereits angeschlagene Leber mag meist keine Rohkost und keine Säuren! Auch mit Zitrusfrüchten lieber vorsichtig sein.

Gut zu wissen

Himbeeren, der Tee aus Himbeerblättern und echter Himbeerbrand in einer Dosierung von 3-mal täglich je 6 Tropfen können sich als nützliche Helfer etwa auch bei Schwangerschaftsdepressionen erweisen. Auch Johanniskraut – als Tee oder als Dragees – unterstützt die durchlichtende, aufhellende Wirkung der Himbeere und passt hervorragend zu dieser Frucht in allen ihren Anwendungen.

Und was Sie noch für sich tun können

- *Meiden Sie* lichtlose, verdunkelte, sauerstoffarme Räume, schwierige Menschen. Beenden Sie ungute Situationen, indem Sie den ersten Schritt tun. Meiden Sie Fleisch, denn Sie nehmen damit nicht nur blutbelastendes tierisches Eiweiß samt Antibiotika, Hormonen und vielerlei sonstigen chemischen Stoffen in sich auf, sondern auch die Seelenqualen und Ängste der in dunklen Ställen vor sich hin vegetierenden, gequälten und in Todesangst schreiend zur Schlachtbank geführten Tiere.
- *Unterstützen Sie sich!* Sie brauchen Sonne, Licht und nochmals Licht, in jeder Form. Gehen Sie in der Sonne spazieren, tanken Sie Sonne, wenn nicht anders möglich im Sonnenstudio. Bei Depressionen braucht die Leber stets Unterstützung, darum suchen Sie sich die passenden Salze aus und holen sich bei Bedarf noch zusätzlich ein gutes Lebermittel in der Apotheke, z. B. ein hoch dosiertes Mariendistel-Präparat. Gönnen Sie sich die nötige Ruhe – z. B. kurmäßig und eine Zeit lang täglich eine Leberpackung mit einem erwärmten Heublumenkissen (gibt's in der Apotheke), genügend Schlaf und viel Wärme. Und: Vermutlich ist's Zeit, bestimmte im Argen liegende Themen anzugehen!

Die Mineralsalze bei seelischen Beschwerden

Die wichtigsten Seelensalze sind
Nr. 3 – feurige Aktivierung und Blutreinigung
Nr. 5 – Lichtleiter für die Seele
Nr. 7 – entspannt und öffnet
Nr. 8 – lässt Vergebung zu
Nr. 10 – hilft, Seelenschmerzen zu verbrennen

Mineralsalz Nr.	Wir wenden es an …	Tabl. tägl.
1 Calcium fluoratum	▸ um Geist, Seele und Gemüt zu durchlichten, aufzuheitern und zu kräftigen, besonders auch wenn man sich morgens nicht ausgeschlafen fühlt (hervorragend zusammen mit Nr. 5 und 7!) ▸ um leistungsfähiger, aktiver, initiativer und unternehmungslustiger zu sein ▸ um die täglichen Aufgaben mit geistiger Aufnahmefähigkeit, Konzentration, Frische, Lebens- und Arbeitslust zu bewältigen; um tief liegende Ängste (besonders solche vor existenziellem oder finanziellem Mangel) leichter in den Griff zu bekommen ▸ um Gefühle von Dunkelheit, Verdichtung, Schwere bis hin zu Depressionen leichter aufzulösen	**3–6**
2 Calcium phosphoricum	▸ wenn wir unser Leben zwischen Verantwortung und Arbeit, Spiel und Spaß besser zentrieren und koordinieren wollen ▸ wenn wir zu hohen Leistungsanforderungen – durch andere oder durch uns selbst – besser begegnen wollen und um seelischen Belastungen und Aufregungen, z. B. auch Mobbing, gestärkt, gefestigt und insgesamt angemessener zu begegnen ▸ um bei erschöpfender Arbeit, Schwächezuständen, schwacher Libido oder psychisch bedingten Potenzstörungen einen kraftvollen Gegenpol zu setzen	**1–12**

Mineralsalz Nr.	Wir wenden es an …	Tabl. tägl.
	▸ um sowohl Ängstlichkeit, Furchtsamkeit, Schreckhaftigkeit und Scheu zu begegnen als auch um Unentschlossenheit, Trägheit, Unlust zu jeder Betätigung und Arbeit oder infantiles Verhalten zu verbessern ▸ um einen Ausweg aus Gleichgültigkeit, Unklarheit, Verschwommenheit, Vergesslichkeit, Konzentrationsschwäche oder (Liebes-) Kummer oder aus Abhängigkeiten zu finden	
3 Ferrum phosphoricum	▸ um vital und abwehrkräftig den Herausforderungen unseres Lebens zu begegnen ▸ bei ständigem Zeitmangel, Zeitstress, Antriebslosigkeit, Hinfälligkeit, Sorgen, Überempfindlichkeit, Depressionen, Ängsten bis hin zum Schock ▸ bei Abhängigkeiten aller Art und/oder Unfähigkeit zur Selbstbehauptung (zusammen mit Nr. 4, 5 und 7) *Dieses Mineralsalz stärkt uns den Rücken für die vielerlei Herausforderungen unseres Lebens, denen wir mit seiner Hilfe immer tatkräftiger begegnen können.*	**5–15**
4 Kalium chloratum	▸ um durch seine entgrenzende Fähigkeit Loslassprozesse zu unterstützen, unser Gemüt von Druck, Einschränkungsmustern und seelischen Verletzungen zu befreien und uns zu öffnen für neue Ideen, Eingebungen und Inspirationen ▸ um uns freier von Zwängen, Druck und Sorgen in jene Bereiche seelischer Entfaltung begeben zu können, die jetzt gerade vor uns liegen *Dieses Mineralsalz hilft uns, einen Ausweg aus Abhängigkeiten von Menschen, Situationen, Ereignissen und Themen all dieser Art zu finden.*	**3–8**
5 Kalium phosphoricum	▸ wenn wir von Gefühlen des Unterdrücktseins, Elends, von Heimweh oder Platzangst, sonstigen Ängsten oder Reizbarkeit befallen werden; wenn wir uns ohnmächtig oder blockiert fühlen	**1–10**

Mineralsalz Nr.	Wir wenden es an …	Tabl. tägl.
	▸ um uns wieder und zunehmend mehr auf der positiven und lichtvollen Seite des Lebens zu fühlen ▸ um Gemütsverstimmungen, Depressionen, Melancholie, Weinerlichkeit, Zaghaftigkeit, Ängstlichkeit, Antriebslosigkeit, Teilnahmslosigkeit zu begegnen ▸ wenn wir erschöpft sind an Gemüt, Körper und Geist, uns ausgelaugt oder ausgebrannt fühlen, an Gedächtnis- oder Konzentrationsschwäche leiden sowie bei Unausgeschlafenheit und Gemütsverstimmung am Morgen, aber auch bei Schläfrigkeit und Benommenheit am Tage *Dieses Mineralsalz ist ein großes seelisches und nervliches Kräftigungsmittel, führt zu mehr Selbstvertrauen und lässt das Leben wieder leuchtender und farbiger werden.*	
6 **Kalium sulfuricum**	▸ als Mittel bei jeder Art Herzeleid ▸ bei Missmut, Überempfindlichkeit, Niedergeschlagenheit und Ängstlichkeit ▸ bei psychischen Extremen wie Eifersucht, Hass, Lebenshass, Unduldsamkeit, Depressionen, Despotismus, Unterdrückungsmustern, Täter-Opfer-Syndrom, Abhängigkeiten, Wutausbrüchen und sonstigen verkrampften Lebenssituationen *Dieses Mineralsalz hilft, uns von seelischen Giften zu befreien.*	**1–5**
7 **Magnesium phosphoricum**	▸ um mit Stress, Nervosität, Aufregungen und seelischen Belastungen aller Art (z. B. Lampenfieber, Reisefieber, Prüfungsangst, Angst vor dem Zahnarzt oder vor Operationen) leichter und adäquater umgehen zu können ▸ um Reizbarkeit, Depressionen, Ängstlichkeit, Eigensinn, innere Zitterigkeit und krampfartige seelische Störungen, z. B. krampfartige Weinanfälle, in den Griff zu bekommen ▸ wenn der Schlaf durch schwere Träume gestört wird und bei Erwachen um 3 Uhr nachts	**5–20**

Mineralsalz Nr.	Wir wenden es an …	Tabl. tägl.
	▸ wenn es um Entwöhnung – wovon auch immer – geht, z. B. beim Abstillen, bei Heimweh, einem Umzug, einer neuen Arbeitsstelle *Dieses Mineralsalz lindert Spannungen, schenkt Klarheit und Ruhe, gibt Auftrieb, wirkt durchlichtend und aufheiternd und hilft, sich mit neuen Gegebenheiten leichter anzufreunden. Seine stärkste Wirkung entfaltet es nachts. Zum Lösen und Entspannen am besten allein – als »heiße Sieben«: 10 Tabletten Nr. 7 in einem Glas Wasser auflösen und schluckweise trinken.*	
8 **Natrium chloratum**	▸ bei zwanghaftem Festhalten an psychischen Problemen, auch verbunden mit Selbstvorwürfen, und wenn geradezu selbstzerstörerische, immer wiederkehrende Gedankenabfolgen einfach nicht durchbrochen werden können; wenn auch nachts die belastenden Gedanken nicht losgelassen werden können ▸ bei Grübelei, Hoffnungslosigkeit, Teilnahmslosigkeit, Wortkargheit, Zerstreutheit, Heimweh, Verschlossenheit, Isolation; wenn Zuspruch oder Tröstung abgelehnt wird; wenn man nicht verzeihen kann ▸ bei lebhaften Träumen von schrecklichen Dingen, Einbrechern, Dieben ▸ bei körperlichen Beschwerden und Erkrankungen *in Folge von* Verlusterlebnissen, enttäuschter Liebe, Demütigung, Enttäuschung, Schreck, besonders nach dem Tod eines eigenen Kindes. Auch wenn die Ereignisse bereits Jahre bis Jahrzehnte zurückliegen, kann dieses große Heilmittel Krankheiten lindern bis heilen, die durch solche Ursachen entstanden sind *Dieses Mineralsalz hilft, sich selbst und anderen zu vergeben und dem Leben freier von Zwängen entgegenzutreten.* *Zur Dosierung siehe S. 54f.*	

Mineralsalz Nr.	Wir wenden es an …	Tabl. tägl.
9 Natrium phophoricum	▶ um schlechte Laune, »Sauersein«, beurteilendes Denken, Überholtes und Zu-Ende-Gegangenes loszulassen *Es schenkt Kraft, Festigkeit und Souveränität, lässt die Sonne wieder scheinen und bringt ins »Hier und Jetzt«.*	1–6
10 Natrium sulfuricum	▶ um Verstimmung, Antriebslosigkeit, Denkblockaden, Lebensüberdruss, missvergnügtem, reizbarem, missmutigem und melancholischem Gemüt leichter zu begegnen *Dieses Mineralsalz hat lebensanfeuernde und wärmende Eigenschaften. Es hilft uns, Veränderungen als lebenswichtige Umbauprozesse zu akzeptieren.*	3–9
11 Silicea	▶ bei chaotischem Gemüt, Ängsten, Stress, Zerstreutheit, Vergesslichkeit, Überempfindlichkeit, Unruhe, Nervosität, Ängstlichkeit, Weinerlichkeit, niedergedrückter Stimmung bis hin zu Lebensüberdruss ▶ für jene, die eine »spitze« Zunge haben oder leicht ausfallend werden ▶ bei leichter Verletzlichkeit und raschem Beleidigtsein ▶ bei extremer Geräuschempfindlichkeit, schreckhaftem Zusammenfahren bei geringsten Anlässen ▶ bei Angst vor Misserfolg, vor verantwortlichen Aufgabenbereichen und Herausforderungen, aber auch bei unangemessener Sorglosigkeit, Zerstreutheit, Antriebslosigkeit, Mutlosigkeit ▶ bei Verdunklungen des Gemüts, Ungerechtigkeit oder übersteigertem Rechtsbedürfnis, Vergesslichkeit, besonders von richtigen Worten und Ausdrücken, sowie bei morgendlicher Unausgeschlafenheit, Schläfrigkeit nach dem Essen, Schwindel nach Schreck- und Gemütserregungen, besonders nachts und bei Mondwechsel *Dieses Mineralsalz muss über einen längeren Zeitraum und regelmäßig genommen werden, um seine neu ordnenden, strukturierenden, schützenden Kräfte optimal zu entfalten.*	1–6

Mineralsalz Nr.	Wir wenden es an …	Tabl. tägl.
12 Calcium sulfuricum	▸ um Dinge »ans Licht zu bringen« ▸ um die Ich-Kraft und den Willen zu entwickeln, sich durchsetzen zu lernen, seine Kraft aufrechtzuerhalten und seine Lebensumstände neu zu ordnen, wenn sich die Lebenskräfte wie gestaut anfühlen und man das Gefühl hat, in einer Krise zu stecken, deren Auflösung blockiert ist *Dieses Mineralsalz unterstützt in Krisensituationen, hilft, sich aus Unterdrückungsmustern und Abhängigkeiten zu befreien und stärkt das Selbstvertrauen und den Willen. Es ist eine Hilfe bei Stauungen und Blockaden und unterstützt beim Aufbauen nach erschöpfenden Prozessen.*	**3–5**

Ein Kurbeispiel bei Depressionen

morgens und vormittags	nachmittags bis abends	vor dem Schlafengehen
Nr. 3 – D6 – 5 Tabl.	Nr. 5 – D3 – 6 Tabl.	Nr. 1 – D6 – 1 Tabl.
Nr. 4 – D6 – 3 Tabl.	Nr. 7 – D6 – 3 Tabl.	Nr. 2 – D6 – 1 Tabl.
Nr. 12 – D6 – 1 Tabl.	Nr. 8 – D6 – 1 Tabl.	Nr. 7 – D6 – 1 Tabl.
	Nr. 11 – D6 – 1 Tabl.	

Unterstützend sind besonders Orangen, Aprikosen, Kiwis, Mangos, Karotten; und sehr wichtig: Sonnen- und Lichttherapie, Blütenessenzen, besonders die Bachblütenessenz *Rescue Remedy*.

Ein Kurbeispiel bei Kummer und Erschöpfung

morgens und vormittags	*nachmittags bis abends*	*vor dem Schlafengehen*
Nr. 4 – D6 – 3 Tabl.	Nr. 3 – D6 – 5 Tabl.	Nr. 5 – D3 – 1 Tabl.
Nr. 5 – D6 – 3 Tabl.	Nr. 4 – D6 – 1 Tabl.	Nr. 9 – D6 – 1 Tabl.
Nr. 6 – D6 – 1 Tabl.	Nr. 5 – D6 – 3 Tabl.	Nr. 10 – D6 – 2 Tabl.
Nr. 7 – D6 – 10 Tabl.	Nr. 10 – D6 – 1 Tabl.	Nr. 11 – D6 – 1 Tabl.

Unterstützend sind besonders Vitamin E und Vitamin-E-reiche Früchte, wie z. B. Mangos. Und viel Ruhe, frische Luft, Sonne und Licht!

Ein Kurbeispiel bei Ängsten

morgens und vormittags	*nachmittags bis abends*	*vor dem Schlafengehen*
Nr. 3 – D3 – 1 Tabl.	Nr. 5 – D6 – 3 Tabl.	Nr. 1 – D12 – 1 Tabl.
Nr. 11 – D12 – 1 Tabl.	Nr. 6 – D6 – 1 Tabl.	Nr. 3 – D3 – 1 Tabl.
Nr. 12 – D6 – 1 Tabl.	Nr. 11 – D12 – 1 Tabl.	Nr. 7 – D6 – 3 Tabl.

Unterstützend sind besonders Pfefferminztee und Mandelmilch. Und die Bachblütenessenz *Rescue Remedy*, viel Licht und Sonne. Bettplatz untersuchen lassen!

2. Nerven

Die Bananen-Kur

Die Nerven stärken

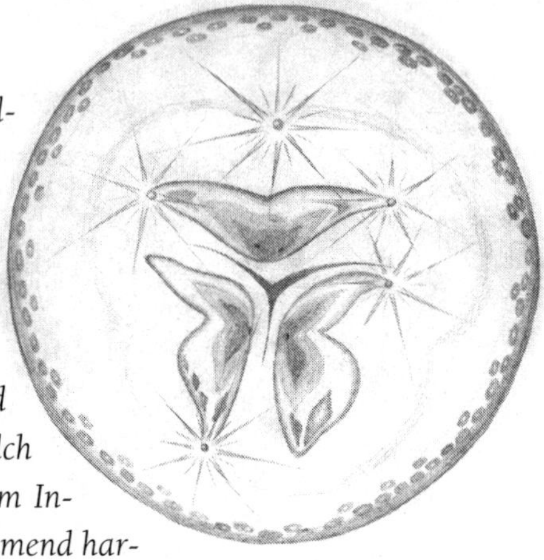

Die Banane ist eine Heilfrucht, die uns hilft, die Mitte in unserem Leben zu finden. Sie nährt unsere Seele, unser Gemüt und unseren Geist und lehrt unsere Zellen durch hormonelle Anregung, in Harmonie und Gleichklang zu schwingen. Aus solch neuem Eindruck, der sich in unserem Inneren prägt, können wir dann zunehmend harmonischer und ausbalancierter in unsere Umwelt hinaus wirken.

In den Tropen sind Bananen seit langem als Heilmittel bei Magen- und Zwölffingerdarmgeschwüren bekannt. Allerdings wird hierzu meist die so genannte »grüne Kochbanane« verwendet, die in besonderem Maße geschwürhemmende Eigenschaften besitzt. Doch auch die hierzulande erhältlichen Bananen haben genügend die Nerven stützende und Stress ausgleichende Heilkräfte. Allerdings können wir die Bananenheilkräfte wirklich nur von Bio-Bananen erwarten, denn kaufen Sie Bananen in einem ganz gewöhnlichen Laden ein, so sind diese während ihrer langen Wachstums- und Reifezeit etwa 30-mal mit Giftstoffen gespritzt und selbst danach mit weiteren Schadstoffen behandelt worden und daher schon eher als »Giftbomben« zu bezeichnen.

Bananen sind Helfer bei Gemütsproblemen vielerlei Art. Sie beruhigen und stärken zugleich, sie nähren und stärken unser »Nervenkostüm« und tragen dazu bei, dass wir widerstandsfähiger gegen Stressfaktoren, z. B. gegen Mobbing, werden. Die Banane schützt unsere Magenwände vor eben diesen angreifenden Stressoren, die bekanntlich bei längerem Andauern zu Magenproblemen, Übersäuerung und schließlich zu Magengeschwüren führen können. Wer sich in nervlich belastenden, schwierigen Lebensphasen befindet, sollte seinen Tag mit Bananen beginnen, sich für den Tag damit ausstatten und ihn damit auch beenden.

Achtung! Für Heilkuren immer Bananen aus dem Bioladen verwenden, um sicherzugehen, dass keine Schadstoffbelastungen wie Pestizidrückstände und Schwermetalle enthalten sind, die sich aufgrund ihrer langen Reifezeit in den Bananen konzentrieren!

Mit der Banane nervliche Belastungen ausbalancieren

Nicht umsonst sind Bananen das Grundnahrungsmittel der Tropen, sind sie doch mit ihren durchschnittlich 1,1 Prozent Proteinen, 22 Prozent Kohlenhydraten und ihrem hohen Gehalt an Mineralien wie Kalium, Phosphor, Eisen, Magnesium, Kupfer, Fluor, Jod und

Heilen mit der Banane

Bananen sind wundervolle Helfer bei

- Nervosität, Stress, Müdigkeit,
- Schlafstörungen, zur Beruhigung der Nerven und
- bei Migräne.
- Sie senken den Cholesterinspiegel und sorgen für ein kräftiges Immunsystem;
- sie entgiften, entschlacken, entwässern und senken das Gewicht.
- Sie stärken die Magenschleimhaut, enthalten geschwürhemmende Stoffe und sind wirksam bei Entzündungen,
- Verdauungsstörungen, Magen-Darm-Beschwerden,
- Drüsen-, z. B. Brustentzündungen, sowie nützlich
- um hohem Blutdruck vorzubeugen bzw. ihn zu senken.

den Vitaminen A, B, C, D und E geradezu Nährstoff- und Vitalstoffbomben.

Sie stärken die Magenwände und können Magengeschwüre verhüten und heilen, die bekanntlich oft durch körperlichen wie nervlichen Dauerstress hervorgerufen werden. Außerdem helfen sie bei Schlafstörungen.

Neben geschwürhemmenden Stoffen enthalten sie Pflanzenhormone, die für Gehirn- und Nervenstärke sorgen.

Der Gehalt von etwa 1,7 Gramm Serotonin pro 100 Gramm Banane ist eine zusätzliche Garantie für gute Laune und Gelassenheit.

Signale der Seele bei nervlicher Dauerbelastung und Mobbing

»Es geht jetzt zuerst einmal um mich«, raunt unsere Seele, wenn wir uns in Dauerstress oder gar in Opferrollen haben hineinziehen lassen! Wir sind oftmals geradezu magnetisch angezogen von »unseren Stress-Situationen« und sehen einfach keinen Ausweg. Da gibt es nur eins: einen Schritt zurücktreten und die belastende Situation aus einem übergeordneten, entfernteren und höheren, einem spirituellen Blickwinkel heraus betrachten. Dazu gibt es mannigfaltige Wege und Methoden: Meditation und Energiearbeit, Gespräche mit einem wirklich guten Freund, einer Freundin – die allerdings nicht in der Situation verstrickt sein dürfen –, Gespräche mit unseren Engeln, ein mehrtägiger Rückzug mit einem passenden Buch, ein verlängertes Reise-Wochenende, ein unterstützendes Seminar (vielleicht ist eine »Familienaufstellung« dran?) – jedenfalls alles, was die *magnetische Gebundenheit an unser Problem und die Nähe zu unserem Problem aufhebt* und uns einen neuen Blickpunkt vermittelt.

Der Bananen-Mixdrink »Balance«

Zutaten:
2 Bio-Bananen
½ Tasse süße Mandeln
1 TL Honig
500 ml Quellwasser

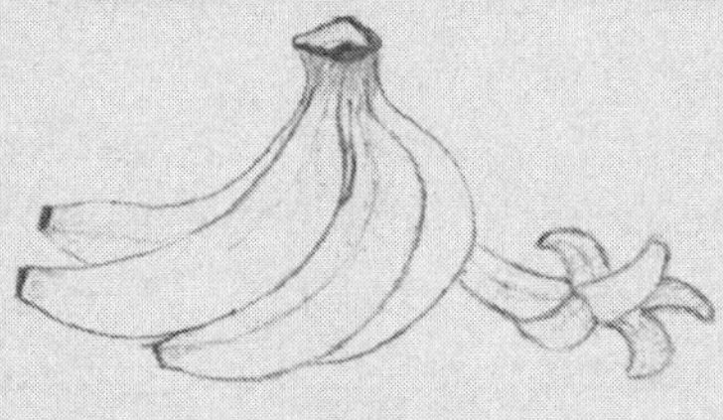

3 Tabl. Nr. 7 – Magnesium phosphoricum D3
1 Tabl. Nr. 11 – Silicea D 12
1 Tabl. Nr. 5 – Kalium phosphoricum D6

So wird's gemacht: Die Mandeln in einer Mühle mahlen oder im Mixer auf höchster Stufe zerkleinern. Die Bananen in Stückchen schneiden und zusammen mit einem guten Quellwasser in den Mixer geben. Den Mixer so lange auf höchster Stufe laufen lassen, bis ein cremiger Drink entstanden ist. Erst ganz zuletzt den Honig mit einfließen lassen. Dieser »Balance-Drink« macht ein zusätzliches Frühstück überflüssig, nährt die Nerven, entlastet von Druck, entspannt und entwässert wirksam, besonders wenn Sie ihn über den Vormittag hinweg genießen.

Aus den angegebenen Salzen können Sie sich mit 1 Liter Wasser einen unterstützenden Heildrink bereiten.

Denken wir daran: Ein Problem lässt sich auf der Ebene, auf der es entstanden ist, nicht lösen! Erst wenn wir uns auf eine höhere Betrachtungsebene begeben und uns die Zeit dafür nehmen, wenn wir uns öffnen für Inspirationen, ergeben sich Lösungen, die unser Verstand allein niemals hätte erdenken können! Das Universum hat viele Helfer und Möglichkeiten für uns bereit, wenn wir unser Problemdenken beenden, den Verstand in seine engen Schranken weisen und uns den inspirativen, heilenden Kräften der Schöpfung anvertrauen.

Die Farbe Zartgelb für schöpferische Weite
Gelb ist die Farbe des Geistes … eines Geistes, der über der alleinigen Gebundenheit an die Materie steht. Gelb vermittelt, reinigt, entleert und befreit von »Gedankenkreisläufen« und bereits überholtem »Gedankengerümpel« und zeigt uns höhere Wege auf. Zartgelb schenkt uns die schöpferische Weite, in der neue Lebensentwürfe entstehen können.

Vielleicht haben Sie Lust, Ihre Wohnung zartgelb zu streichen oder sich neue Vorhänge, einen Teppich, Bettwäsche, Kleidung in hellstem zartestem Gelb anzuschaffen? Eine neue Weite wird Ihren Geist beleben und Raum schaffen für befreiende Veränderung!

Wie die Bananen-Kur durchgeführt wird

Die Banane eignet sich dank ihres praktischen »Reißverschluss-Outfits« hervorragend zum Mitnehmen ins Büro und auf Reisen. Natürlich können wir sie dann einfach so essen, wie sie sich uns anbietet. Ihre geradezu magischen Kräfte (sie entlasten uns von

Gut zu wissen
Eine neue Balance finden wir nur in uns selbst. Haben wir sie dort, im Mittelpunkt unseres Selbst und zugleich im Quell der Schöpferkraft gefunden, strahlen wir unsere neuen Werte nach außen und verändern damit unsere Umwelt.

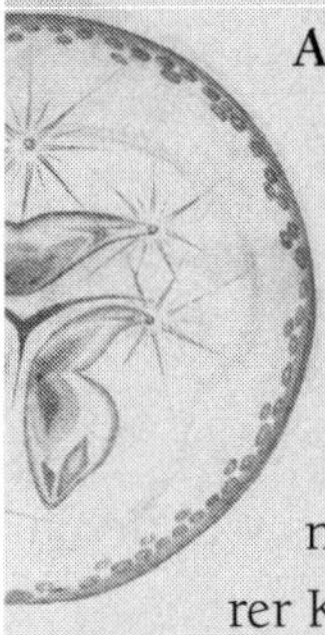

Affirmation

Ich entlasse *jetzt* mein Problem, das mein Denken so beeindruckt hat. Ich entferne mich *jetzt* von der Ebene des Verstandes.

Ich fliege empor wie ein Adler die Höhen des Geistes und betrachte mich aus einer übergeordneten Warte. Ich öffne mich dem Einströmen höherer Kräfte und empfange schöpferische Inspiration. Ich schreibe auf, was ich inspirativ empfange, und setze es Schritt für Schritt um.

Druck, stellen die innere Balance und eine neue Harmonie mit uns selbst wieder her) werden jedoch nicht unerheblich verstärkt, wenn wir sie zu Mus zerdrücken, mixen oder zu allerlei frischen Mixgetränken, besonders mit Mandelmilch, Blaubeeren oder anderen unterstützenden Früchten aufwerten. Je nach Stärke der psychischen, seelischen oder körperlichen Probleme nehmen wir für einige Wochen und länger bevorzugt und täglich mehrere Bio-Bananen zu uns.

Am besten beginnen und beenden wir unsere Nervenkraft-Kurtage mit dem obigen Rezept des Bananen-Mixdrinks »Balance«! Die Entlastung von innerem Druck ist meist nach kurzer Zeit schon spürbar, weswegen Sie die Bananen-Kur auch einsetzen sollten, wenn Sie zu den Migränepatienten gehören!

Unterstützende Nahrungsmittel

Entgiftende Mandeln, reinigende Kiwis, nervenstärkende Vollkornprodukte mit vielen B-Vitaminen, gemütsausgleichende Heidelbeeren sowie jede Art Bio-Trockenfrüchte, welche uns zentrieren, uns unserem wahren Lebenskern näher bringen und darin unterstützen, unser Denken von der Verhaftung mit der Außenwelt leichter abzuziehen.

Und was Sie noch für sich tun können

- *Meiden Sie* jetzt alles, was an Ihren Kräften zehrt.
- *Unterstützen Sie sich!* Sind Sie etwa mobbingartigen Zuständen ausgesetzt, so ist es hilfreich, einen Selbstverteidigungskurs zu belegen. Das stärkt Ihr Selbstvertrauen!

Die Mineralsalze bei nervlichen Beschwerden

Die wichtigsten Nervensalze sind

Nr. 2 – Nerven nährend

Nr. 5 – bei *Nervenschwäche* (im Wechsel mit Nr. 2)

Nr. 7 – lösend, bezogen auf das autonome, nicht dem Willen unterworfene Nervensystem

Nr. 8 – (im Wechsel mit Nr. 5)

Nr. 9 – verbessert die Leitfähigkeit der Nerven (im Wechsel mit Nr. 11)

Nr. 11 – bei Nervenüberreizung (im Wechsel mit Nr. 9)

Mineralsalz Nr.	*Wir wenden es an …*	*Tabl. tägl.*
1 **Calcium fluoratum**	▸ bei Ermüdung, geistiger Erschlaffung, Nachtarbeit, Computerarbeit, bei Überempfindlichkeit, unbegründeter Furcht, schlechten Träumen, nervöser Unruhe; bei Gereiztheit, Verstimmung und Ungeduld	3–5
2 **Calcium phosphoricum**	▸ *als Nervennährmittel* bei großer nervöser Erschöpfung bis zur Hinfälligkeit, Ängstlichkeit, Nervosität, Furchtsamkeit, Unentschlossenheit, Scheu, Trägheit, Schlappheit, Unlust zu jeder Betätigung und Arbeit, Vergesslichkeit und Konzentrationsmangel	3–6
3 **Ferrum phosphoricum**	▸ bei Selbstüberforderung, Erschöpfung, Müdigkeit, Antriebslosigkeit, Hinfälligkeit, Schlaflosigkeit durch Übermüdung und Konzentrationsmangel	5–15
4 **Kalium chloratum**	▸ um uns von Druck und ständig kreisenden, sorgenden Gedanken zu entlasten	1–4
5 **Kalium phosphoricum**	▸ bei *Nervenschwäche, Burn-out-Syndrom* ▸ bei Gemütsverstimmungen, Depressionen, Melancholie, Weinerlichkeit, Zaghaftigkeit, Ängstlichkeit,	3–10

Mineralsalz Nr.	Wir wenden es an …	Tabl. tägl.
	Antriebslosigkeit, Teilnahmslosigkeit, Platzangst, Schreckhaftigkeit, Reizbarkeit, Nervenkrankheiten, Angstzuständen, Gedächtnis- und Konzentrationsschwäche und bei nervöser Schlaflosigkeit	
6 **Kalium sulfuricum**	▶ als unterstützendes Mittel bei Missmut, Überempfindlichkeit, Niedergeschlagenheit und Ängstlichkeit	1–3
7 **Magnesium phosphoricum**	▶ bei Nervosität, Aufregungen, innerer Unruhe, Stress, Mobbing, Ärger, Sorgen, Ängsten, Lampenfieber, Reisefieber, Prüfungsangst, innerer Zittrigkeit, Depressionen, Ängstlichkeit und Eigensinn *Seine stärkste Wirkung entfaltet es, wenn es allein und als »heiße Sieben« gegeben wird: 10 Tabletten Nr. 7 in einem Glas heißen Wasser auflösen und schluckweise trinken.*	10–20
8 **Natrium chloratum**	▶ bei Grübelei und wenn das Gedankenrad nicht zum Stillstand gebracht werden kann; bei Gereiztheit, Ärgerlichkeit, Verdrießlichkeit, Zerstreutheit, Vergesslichkeit, besonders wenn das Namens- und Zahlengedächtnis schlecht sind *Zur Dosierung siehe S. 54f.*	
9 **Natrium phosphoricum**	▶ bei Nervosität, schlechter Laune; zur Entsäuerung und besseren Leitfähigkeit der Nerven	3–9
10 **Natrium sulfuricum**	▶ bei Missmut, Reizbarkeit, Antriebslosigkeit, negativen Gedanken und zur Stärkung der Nervenkraft und des Willens	3–9
11 **Silicea**	▶ *bei gereizten Nerven und Zerstreutheit*, großer Schreckhaftigkeit, innerer wie äußerer Unruhe, Ängstlichkeit und niedergedrückter Stimmung und Lebensüberdruss; bei Geräuschempfindlichkeit, Zerstreutheit, Antriebslosigkeit, Mutlosigkeit, Vergesslichkeit	3–6

Mineralsalz Nr.	*Wir wenden es an …*	*Tabl. tägl.*
	▸ bei nervösem Augenzwinkern und Gesichtszucken ▸ bei Alpträumen ▸ bei Lichtempfindlichkeit, Schwindel, Krämpfen und epileptischen Anfällen, besonders nach Schreck- und Gemütserregungen	
12 Calcium sulfuricum	▸ bei Denkblockaden und zur Stärkung der Selbstbehauptung ▸ wenn Kinder »schwierig« sind oder schwierige Lebensphasen durchmachen	**2–3**

Ein Kurbeispiel bei Stress

morgens und vormittags	*nachmittags bis abends*	*vor dem Schlafengehen*
Nr. 7 – D3 – 10 Tabl.	Nr. 3 – D3 – 1 Tabl.	Nr. 2 – D6 – 1 Tabl.
	Nr. 7 – D3 – 5 Tabl.	Nr. 3 – D3 – 1 Tabl.
	Nr. 8 – D3 – 1 Tabl.	Nr. 5 – D3 – 1 Tabl.
		Nr. 11 – D12 – 1 Tabl.

Unterstützend sind besonders B-Vitamine, Vollkornbrot mit Butter und Banane, Äpfel, Gerste.

Ein Kurbeispiel bei Mobbing

morgens und vormittags	*nachmittags bis abends*	*vor dem Schlafengehen*
Nr. 3 – D3 – 1 Tabl.	Nr. 6 – D3 – 1 Tabl.	Nr. 7 – D3 – 1 Tabl.
Nr. 5 – D3 – 1 Tabl.	Nr. 7 – D3 – 10 Tabl.	Nr. 8 – D3 – 1 Tabl.
Nr. 6 – D3 – 1 Tabl.	Nr. 11 – D3 – 3 Tabl.	Nr. 9 – D3 – 1 Tabl.

Unterstützend sind besonders Bananen, Mandelmilch, Rote Bete sowie Krafttraining und Selbstverteidigungskurse (die das Selbstbewusstsein enorm stärken).

Ein Kurbeispiel bei nervlicher Überanstrengung

morgens und vormittags	*nachmittags bis abends*	*vor dem Schlafengehen*
Nr. 3 – D3 – 1 Tabl.	Nr. 6 – D3 – 1 Tabl.	Nr. 7 – D3 – 1 Tabl.
Nr. 5 – D3 – 1 Tabl.	Nr. 7 – D3 – 10 Tabl.	Nr. 8 – D3 – 1 Tabl.
Nr. 6 – D3 – 1 Tabl.	Nr. 11 – D3 – 3 Tabl.	Nr. 9 – D3 – 1 Tabl.

Unterstützend sind besonders Bananen, B-Vitamine oder Hefepulver, Kiwis, Rote Bete, Sellerie, Hafer, Rotwein mit Eigelb. Und dazu: genügend Schlaf!

3. Abnehmen, entschlacken, entgiften

Die Ananas-Kur

Den Körper entschlacken und abnehmen

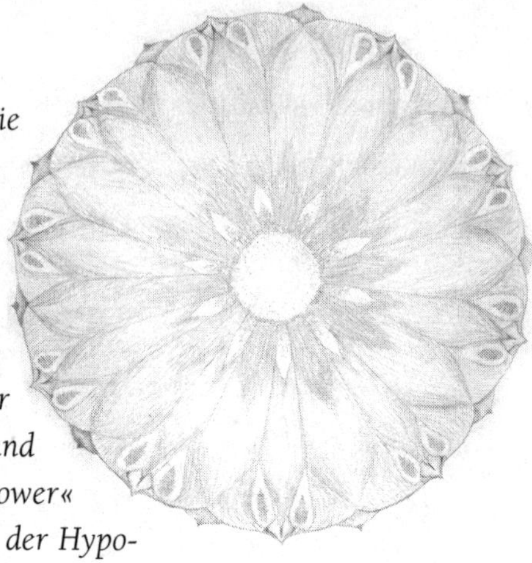

Die Ananas wird oft als die »Königin der Früchte« bezeichnet. Und wie eine Königin regiert sie auch im Reich des menschlichen Organismus, wenn wir ihre Kräfte mit unseren verbinden. Sie hilft, unseren Körper und seine Funktionen anzuregen und unseren Stoffwechsel auf »Super-Power« zu bringen. Die Ananas steuert von der Hypophyse aus das Netzwerk der Hormone und hilft auszuscheiden, was für uns schädlich oder überflüssig ist, und zugleich regt sie an und verbindet, was für uns nützlich und aufbauenswert ist. Auch in der psychischen Wirkung können wir uns die Ananas als eine Regentin vorstellen, die es sich aufgrund ihrer übergeordneten und königlichen Stellung beispielsweise nicht leisten kann, mitleidige oder derzeit für uns selbst unpassende Emotionen zu stärken oder Abhängigkeiten und Süchte zuzulassen.

Mit sicherer Hand, kühl und ohne Erbarmen sondert sie denn aus, was für uns schädlich ist, insbesondere belastendes Eiweiß.* Deshalb reinigt die Ananas nicht nur in höchstem Maße unser Blut, sondern wird beispielsweise auch in der biologischen Krebstherapie begleitend eingesetzt. Sie hilft uns ebenfalls, unser Gemüt von Fremdbestimmung zu reinigen, Abhängigkeiten zu beenden und eine neue Regentschaft über uns selbst anzutreten.

Achtung! Unreife Früchte sind extrem säurehaltig, greifen die Zähne an und ätzen die Schleimhäute des gesamten Verdauungssystems! Bei Schwangeren können reife wie insbesondere unreife Ana-

* Monika Helmke Hausen: *Die Botschaft der Früchte*, S. 43.

nas aufgrund ihrer austreibenden Kräfte sogar zu Fehlgeburten führen, weswegen man zu diesem Zeitpunkt auf eine Ananaskur besser ganz verzichten sollte!

Schlank und vital mit der Ananas

Einer der wichtigsten Bestandteile der Ananas zum Entgiften und Entschlacken ist das Ferment Bromelain, eigentlich eine Mischung aus drei Eiweiß spaltenden Enzymen.

Bromelain spaltet Proteine (die Eiweiße) in ihre Bestandteile (die Aminosäuren) auf und sorgt dafür, dass die dem Körper nützlichen zur Zelle, ihrem Hauptwirkungsort, gelangen, wie es zugleich den Organismus von für ihn schädlichem Eiweiß befreit.

100 Gramm frische Ananas enthalten etwa 13,5 Gramm Kohlenhydrate, die Vitamine A und C, B-Vitamine sowie reichlich Minera-

Heilen mit der Ananas

- Die Ananas regt die Verdauung an,
- beschleunigt die Harnausscheidung,
- hat entzündungshemmende, entwässernde und entgiftende Kräfte, baut Ödeme ab und
- fördert den Menstruationsfluss.
- Sie wirkt muskelentspannend und entkrampfend,
- ist nützlich bei Rheuma,
- und bei Fieber wirkt sie schweißtreibend.
- Sie ist hilfreich bei allen Arten von Eiweißvergiftungen und Verschlackungen,
- Blutvergiftung, infektiösen und eiternden Wunden und wird als Begleittherapie bei Krebserkrankungen eingesetzt.
- Ananas helfen, Übergewicht abzubauen.

lien und Spurenelemente, u. a. Kalium, Magnesium, Phosphor, Eisen, Kupfer, Zink, Mangan und Jod, die alle fleißig auch am Fettstoffwechsel mitarbeiten. So ist die Ananas im Grunde ein unverzichtbarer Bestandteil einer umfassenden Entgiftungs- und Schlankheitskur!

Damit Körper, Geist und Seele blitzblank gereinigt werden und Haut und Haare strahlen und glänzen; zum Entgiften, Entschlacken, zum Abnehmen und damit die Zellen jugendlich-vital bleiben, probieren Sie nebenstehendes Rezept.

Signale der Seele bei Übergewicht

Wer zu viel an Körpergewicht mit sich herumträgt, hat womöglich einen Teil seiner schöpferischen, initiativen und aggressiven Potenziale vergessen oder verlernt. Das Bedürfnis nach Harmonie wird über die Selbstbehauptung gestellt. Und so finden wir eine Psyche, die oft über lange Zeiträume »gelernt« hat, wertmindernde Botschaften und Verhaltensweisen anderer Menschen zu *schlucken*, ohne sich genügend dagegen zur Wehr zu setzen, sich abzugrenzen oder sich davon zu entfernen. Oft warten und warten wir, dass uns das, was wir so dringend zu benötigen glauben – die Freundschaft und Liebe zu uns selbst –, *zuerst* von außen entgegengebracht wird. Leider funktioniert das aber nicht so! Und dann müssen wir, oft erst nach Jahren, in denen wir selbst durch unser Verhalten unseren Selbstwert gering schätzten, erkennen, dass wir all das, was wir immer wieder im Außen finden wollten, zuerst in unserem Inneren suchen müssen: dass wir *zuerst* Freundschaft mit uns selbst schließen müssen, bevor uns wahre Freundschaft von außen entgegenkommt und wir diese auch erkennen. Dass wir wahre Liebe und Treue *zuerst* zu uns selbst entwickeln müssen, bevor uns diese im

Das Ananas-Kiwi-Vitalrezept

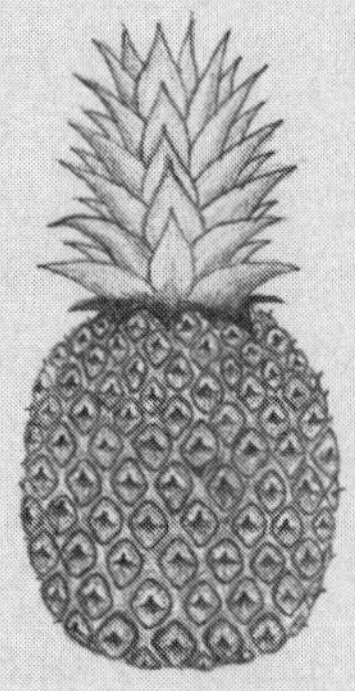

Zutaten:
1 Scheibe frische Ananas
1 Kiwi
1 kleine Banane
1 TL Honig
1 TL frischer Zitronensaft
Zum Dekorieren: einige Erdbeeren oder Kiwischeiben

1 Tabl. Nr. 3 – Ferrum phosphoricum D3
1 Tabl. Nr. 4 – Kalium chloratum D6
1 Tabl. Nr. 5 – Kalium phosphoricum D 6

So wird's gemacht: Die Kiwi in feine Scheiben schneiden und am Rand rings um den Teller auslegen. Die Banane in Scheiben schneiden und in einem kleinen Gefäß mit dem Handmixer schaumig schlagen. 1 Teelöffel Honig unterziehen und den Bananenschaum auf der Mitte des Tellers verteilen. Etwas Zimt darüber streuen. Die Ananasscheibe in dekorative Stückchen schneiden und auf dem Bananenmus verteilen. Zur Erdbeerzeit mit Erdbeeren, sonst mit Kiwischeiben dekorieren.

Diese Kurspeise 2- bis 3-mal täglich zu sich nehmen. Nebenbei die Salze im Munde zergehen lassen und ein Glas Pu-erh-Tee dazu trinken.

Außen begegnet und wir sie dort nicht mehr mit dem Schein von Freundschaft, Liebe oder Vertrauen verwechseln.

Die Heilkräfte der Ananas helfen uns dabei, uns von nur *anscheinend* Nährendem, in Wirklichkeit jedoch Körper oder Psyche Vergiftendem zu trennen und uns neu auf uns selbst zu besinnen: Abhängigkeiten und Co-Abhängigkeiten von süchtig machenden Nahrungs- und sonstigen Suchtmitteln oder von Menschen zu beenden. Dies ist der erste Schritt. Und wir nehmen unser Leben nochmals ganz neu und mutig in die Hand und erkennen, dass wir selbst in viel höherem Maße, als wir allgemein glauben, der Meister unseres Schicksals sind. Dass wir mit jedem Gedanken an unserem Schicksal weben und dass wir zur Meisterschaft, zur Regentschaft unseres Lebens aufgerufen sind. Dass wir den magischen Zauberstab befreiten Willens immer öfter nur ganz bewusst zu handhaben brauchen, um uns zunehmend wohler, immer mehr entlastet und von körperlicher Erschwernis befreit zu erfahren.

Eisig glitzerndes Gelb für die Reinigung der Emotionen

Wenn wir uns einmal meditativ mit dem höchst speziellen Gelb einer aufgeschnittenen Ananas verbinden, werden wir feststellen, dass es in diesem Gelb keinerlei fehlgeleitete Emotionen gibt. Dass im Gegenteil geradezu eine Eiseskälte alle Emotionen verbrennt, die uns in unseren »Gefühlskisten« und selbst geschaffenen Gefängnissen festhalten. Und so lehrt uns das vor Enzymreichtum glitzernde Gelb der Ananas, dass es gut ist, Gefühle zu haben, dass diese jedoch einer eigenen, inneren und höheren Ordnung unterstellt werden müssen, in der man sich zutiefst mit sich selbst wohl fühlt.

Wie die Ananas-Kur durchgeführt wird

Sonnengereifte Ananas sind hierzulande wohl kaum zu erhalten, doch gibt es im Angebot des Handels ganz erhebliche Unterschiede, die sich u. a. auch am Preis zeigen. Reife Ananas erkennen Sie an der dunklen goldbraunen Schale, an Druckfestigkeit (nicht Härte),

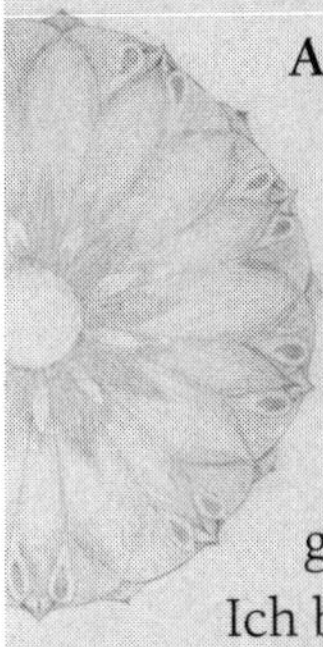

Affirmation

Heute lasse ich los, was mich schwer und wie flügellahm macht. Ich entlasse meine Konzentration auf alles, was ich bisher als so schwer wiegend betrachtet habe. Dadurch sondere ich aus, was mich in die Tiefe und in Abhängigkeit gezogen hat.

Ich bin erfüllt von einem neuen kraftvollen Willen und weiß, was mir wirklich gut tut. Alles andere lasse ich los. Ab *jetzt* gelingt mir mein Leben aus einer neuen Mühelosigkeit heraus. So entfalte ich meine Flügel und erlebe mich wie ein Schmetterling in Wind und Sonne tanzend.

Ich bin *jetzt* voller Leichtigkeit, Freude und Schwung, die in mein gesamtes Sein hineinströmen.

einem angenehm aromatischen Duft und spätestens, wenn Sie sie verzehren, an einer herrlich aromatischen Süße (ohne beißenden scharf-sauren Beigeschmack). Zu grün geerntete Früchte reifen nicht mehr nach und sind schädlich! Kaufen Sie deshalb Ananas möglichst nur bei einem Fachhändler Ihres Vertrauens, und wenn Sie dort eine aromatisch süße Sorte gefunden haben, bleiben Sie dabei!

Bei einer Ananas- ebenso wie bei einer Kiwi-Kur zu Entgiftungs- und Heilzwecken bauen Sie sich einen so genannten »Enzymspiegel« in Blut und Gewebe auf. Um dies zu erreichen, ist es notwendig, die Kur mit rohen reifen Früchten täglich *kontinuierlich und regelmäßig* mehrere Wochen lang durchzuführen. Die Tages»dosis« der frischen Ananas- und Kiwi-Enzyme richtet sich nach der Absicht, die Sie mit der Kur verfolgen, der Menge angesammelter To-

Gut zu wissen

Abnehmen, Entgiften, Entlasten von Druck und auch das Beenden von Abhängigkeiten gelingen noch leichter, wenn man den Kurbeginn in die Phase des abnehmenden Mondes legt!

xine und der Art und Schwere der Erkrankung. Sie sollten mit täglich nicht weniger als 2 bis 3 Scheiben frischer Ananas und 2 bis 3 Kiwis kuren. Bei schweren Erkrankungen können Sie zusätzlich auf Ananasenzyme aus der Apotheke zurückgreifen.

Grundsätzliches zum Thema »Abnehmen« finden Sie in den Kapiteln »Gesund und schlank sein« (S. 25f.) und »Abnehmen, aber mit Freude« (S. 31f.). Die Ananas und Kiwis haben, wie alle Früchte, am Morgen und Vormittag ihre stärkste entgiftende Kraft, da der Organismus zu dieser Zeit natürlicherweise auf Entschlacken und allgemeines »Clearing« (Reinigung) eingestellt ist.

Unterstützende Nahrungsmittel

Stoffwechselanregende Grapefruits, entgiftende Äpfel, entwässernde Bananen, den Hunger stillende Avocados, belebende Zitrusfrüchte, frische Kräuter und alle Wildkräuter, besonders die stoffwechselanregende Brennnessel, der Schlankmacher Pu-erh-Tee und der heiter stimmende Pfefferminztee. Naturreis arbeitet mit der Ananas »Hand in Hand« und leitet die abgebauten Substanzen harmonisch aus.

Und was Sie noch für sich tun können

- *Unterstützen Sie sich*, besonders mit Bewegung und Sport!

Die Mineralsalze zum Entschlacken, Entgiften, Ausleiten und zum Abnehmen

Die wichtigsten Salze hierfür sind
Nr. 3 – aktivierend
Nr. 5 – entgiftend, Sauerstoff und Licht übertragend
Nr. 7 – lösend, entlastend
Nr. 9 – entsäuernd
Nr. 10 – stoffwechselanregend

Mineralsalz Nr.	*Wir wenden es an …*	*Tabl. tägl.*
1 **Calcium fluoratum**	▸ für elastische Haut und Gewebe bei Kuren zum Abnehmen; zur Blut- und Lymphreinigung *Für Po, Busen und Beine auch die Creme verwenden!*	3–5
2 **Calcium phosphoricum**	▸ um Haut und Gefäße bei Schlankheitskuren zu straffen sowie Blut und Gewebe zu erneuern	2–6
3 **Ferrum phosphoricum**	▸ um Stoffwechsel und Blut durch die Übertragung von Sauerstoff anzuregen, das Blut zu reinigen und zur Stärkung der Muskeln	6–12
4 **Kalium chloratum**	▸ um Lymphe und Drüsen zu entgiften, das Blut zu entlasten, zu reinigen und zu verflüssigen, den Sauerstoffaustausch zu verbessern, Stoffwechselrückstände wie auch Impf-, Medikamenten- oder Narkosegifte auszuleiten	1–9
5 **Kalium phosphoricum**	▸ um Nerven, Blut und Gewebe von Ermüdungs- und Fäulnisgiften zu befreien und um uns neue Nervenkräfte zu schenken	2–6
6 **Kalium sulfuricum**	▸ um den Sauerstoff vom Blut an die Zellen abzugeben, Abfallstoffe auszuscheiden, zu entgiften, den venösen Blutkreislauf zu kräftigen und die Leber als umfassendes Entgiftungsorgan zu stärken	2–5

Mineralsalz Nr.	Wir wenden es an …	Tabl. tägl.
	▸ zur Vorbeugung gegen Muskelkater und -erschöpfung	
7 **Magnesium phosphoricum**	▸ zur Entgiftung und Entspannung, um Blockaden zu lösen, um uns zu lockern, zu erfrischen und zu vitalisieren, zur Verdauungsförderung ▸ auch um derzeit unpassende Wünsche (wie den Wunsch nach vielem Essen) loszulassen und sich fröhlich auf neue Situationen einzulassen	**5–10**
8 **Natrium chloratum**	▸ um energie-, nährstoff- und sauerstoffreiches Wasser in die Zellen zu bringen; um Stoffwechsel, Blut, Kreislauf, Durchblutung, Herz und den Rücken zu stärken ▸ um Giftstoffe, z. B. von Tabak und Rauch, ausscheidungsfähig zu machen und um Lymphe und Bindegewebe zu entgiften und zu entlasten *Zur Dosierung siehe S. 54f.*	
9 **Natrium phosphoricum**	▸ um die Säuren aus dem Gewebe, den Missmut und das Negative aus Denken und Fühlen und die Unausgeglichenheit aus dem Tun zu entlassen ▸ zum Abnehmen; um den Stoffwechsel anzuregen; um die Ausscheidung von Sandablagerungen in Niere, Blase und Galle zu fördern; bei Sodbrennen ▸ vor allem jedoch, um ein sich selbst besser annehmender, nicht mehr *saurer* und womöglich etwas liebenswerterer Zeitgenosse zu sein	**1–4**
10 **Natrium sulfuricum**	▸ um den Stoffwechsel, die Ausscheidungsorgane, Leber, Galle, Nieren, Dickdarm anzuregen ▸ um Entgiftungs- und Schlankheitskuren maximal zu unterstützen; um den abbaupflichtigen Stoffe das Wasser zu entziehen und sie damit zur Ausscheidung zu bringen	**1–6**

Mineralsalz Nr.	*Wir wenden es an …*	*Tabl. tägl.*
11 **Silicea**	▸ um »Nervenkostüm« und Bindegewebe bei Entgiftungs- und Schlankheitskuren zu schützen und zu stärken; um Gifte zu resorbieren und den Darm anzuregen ▸ um unsere Haut leuchtend und rein zu machen und zu straffen; um auch splissanfällige Haare zu vitalisieren sowie bei brüchigen Fingernägeln *Allerdings ist bei Nr. 11 eine stetige und lang andauernde Anwendung Voraussetzung für den Erfolg!*	**2–6**
12 **Calcium sulfuricum**	▸ um Stoffwechsel und Ausscheidung anzuregen, die Lymphe zu reinigen und um befreiter von alten Lasten auf das, was sich in unserem Leben erneuern will, zuzugehen	**3–5**

Ein Kurbeispiel zum Entgiften und Entschlacken

morgens und vormittags	*nachmittags bis abends*	*vor dem Schlafengehen*
Nr. 3 – D3 – 4 Tabl.	Nr. 3 – D6 – 3 Tabl.	Nr. 9 – D3 – 1 Tabl.
Nr. 4 – D6 – 1 Tabl.	Nr. 6 – D6 – 1 Tabl.	Nr. 10 – D3 – 1 Tabl.
Nr. 5 – D3 – 1 Tabl.	Nr. 7 – D6 – 2 Tabl.	Nr. 11 – D6 – 1 Tabl.
	Nr. 10 – D6 – 5 Tabl.	Nr. 12 – D6 – 1 Tabl.

Unterstützend sind besonders Grapefruit, Ananas, Kiwi, Rote Bete, Karotten, Erdbeeren, Himbeeren, Chinakohl, Mandelmilch, Zitrone … und Vitamin C. Und Bewegung an frischer Luft!

Ein Kurbeispiel zum Unterstützen von Schlankheitskuren

morgens und vormittags	*nachmittags bis abends*	*vor dem Schlafengehen*
Nr. 3 – D3 – 1 Tabl.	Nr. 5 – D6 – 3 Tabl.	Nr. 9 – D6 – 3 Tabl.
Nr. 7 – D6 – 3 Tabl.	Nr. 9 – D6 – 3 Tabl.	Nr. 10 – D3 – 1 Tabl.
Nr. 10 – D3 – 1 Tabl.	Nr. 10 – D3 – 1 Tabl.	Nr. 11 – D6 – 1 Tabl.
Nr. 11 – D6 – 1 Tabl.	Nr. 11 – D6 – 1 Tabl.	

Unterstützend sind besonders Rote Bete, Kiwi, Grapefruit, Mandeln, Avocados, Chicorée, Äpfel, Meeresalgen, viel Wasser (trinken!), Brennnesseltee, Kombucha … Vitamin C sowie Vitamin E, das vor dem Schlafengehen eingenommen wird. Und Sport!

4. Haut, Haare, Nägel, Zähne, Zahnfleisch

Die Kiwi-Kur

Schönheit von innen

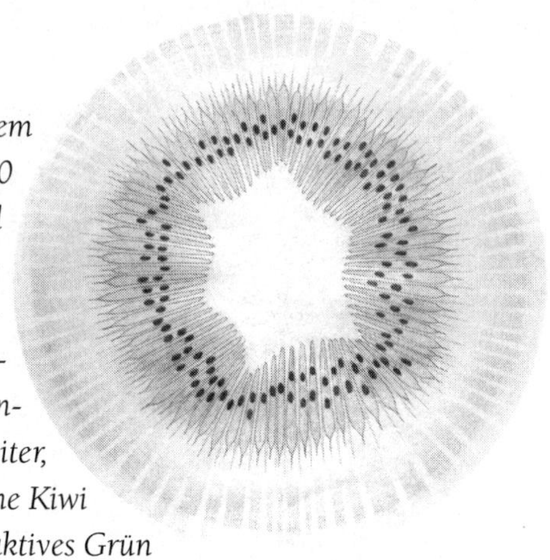

Die Kiwi benötigt zu ihrem Wachstum mindestens 2000 Sonnenstunden im Jahr und dazu ausgewogene Feuchtigkeitsverhältnisse. Ihre gespeicherte Sonnenkraft gibt sie im Verein mit Feuchtigkeit spendendem und hautschützendem Zellwasser an unsere Zellen weiter, wenn wir sie verzehren. Wenn wir eine Kiwi durchschneiden, können wir ihr attraktives Grün und ihr strahlenförmiges Inneres bewundern, was sie zu einer sehr dekorativen Tafelfrucht macht. Ihre den Sonnenstrahlen ähnliche Struktur gibt sie an unsere Zellen und damit an die Haut weiter, damit sie Schönheit von innen tanken und diese dann zunehmend selbst ausstrahlen.

Kiwis gehören zu den mineralstoff- und Vitamin-C-reichsten Früchten, weswegen sie nicht nur innere Schönheit für Haut und Haare bringen, sondern u. a. auch bei Zahnfleischbluten empfohlen werden. 100 Gramm Fruchtfleisch enthalten nur 40 Kalorien, so dass die Kiwi sehr geeignet ist für Schlankheitskuren.

Die Kiwi ist eine Frucht, die aufgrund ihres Eiweiß spaltenden Enzyms *Aktinidin* ein hohes Entgiftungs- und Reinigungspotenzial enthält. Sie entgiftet und stärkt Blut und Lymphe, sie regt Haut, Nägel, Haare, Augen, Zähne, Stoffwechsel, Nerven, Denken und Willen zu aktiv strahlender Kraft an. Und sie schenkt unserem Körper und unserer Seele wieder eine strahlende Liebe zum Leben, wenn wir Phasen von Verdunkelung, schlechter Laune oder Griesgrämigkeit durchmachen.

Wenn wir splitternde Nägel, abbrechende, stumpfe Haare, Zahnprobleme oder ein beeinträchtigtes »Nervenkostüm« haben, sollten wir eine mehrwöchige Kiwi-Kur machen. Die strahlend aktiven

Kräfte der Kiwi können wir ebenfalls bei Zittrigkeit, Krämpfen und Muskelzucken, zur Klärung des Denkens und für einen gradlinigen starken Willen nutzen, z. B. wenn wir Süchte ablegen wollen.

Zu der Eiweiß spaltenden und entgiftenden Fähigkeit der Kiwi passen die Heilkräfte der Ananas hervorragend. So dass man diese beiden Früchte immer wieder einmal kombinieren sollte, besonders wenn der Körper durch virales oder bakterielles Eiweiß belastet ist! Dies gilt beispielsweise nach einer Antibiotikatherapie, die zwar die pathogenen Keime abtötet – und auch dies nur im besten Falle –, doch die Symbionten, die positiven Keime gleich mit; die

Heilen mit der Kiwi

Kiwis sind hilfreich

- bei Infektionskrankheiten,
- zur Reinigung von Blut und Zellen, besonders der Haut- und Nervenzellen und zur Erneuerung von Lymphe und Blut.
- Sie tragen, z. B. nach Verletzungen, aktiv zum Knochenwachstum bei,
- erhöhen über ihren Eisengehalt den Sauerstoffgehalt im Blut und aktivieren so die Muskeltätigkeit,
- festigen Gefäße und Bindegewebe und stimulieren die Hormonproduktion.
- In Verbindung mit frischer, roher Ananas können sie bei Haarausfall, brüchigen Fingernägeln und für eine klare, sich erneuernde Haut, die alte Hornzellen schneller abstößt, eingesetzt werden.
- Kiwis sind feurige Stoffwechsel-Aktivatoren und hervorragend für Schlankheitskuren geeignet.

»Bakterienleichen« aber bleiben im Körper, und der Organismus kann diese aufgrund seiner geschwächten Abwehr und seiner durch die Antibiotika zerstörten Darmflora nur noch ungenügend ausleiten. Die Darmflora ist jedoch mit ein sehr wichtiger Träger unserer Abwehrkräfte. Dies sind die Gründe, weswegen sich Menschen nach einer Antibiotika-Therapie oft wochen- bis monatelang schwach und elend, jedenfalls aber nicht auf der Höhe ihrer Kräfte fühlen. Nach jeder Therapie mit Antibiotika, jeder Chemotherapie oder Bestrahlung muss zunächst einmal die Darmflora wieder aufgebaut werden. Hier gibt es mehrerlei Heilmittel zur Symbioselenkung, die von Fall zu Fall miteinander kombiniert werden. Wenn Ihr Arzt diese notwendige Aufbautherapie unterlässt, empfehle ich, einen Heilpraktiker zu konsultieren.

Mit der Kiwi schön und gesund

Die Kiwis sind so reich an Vitamin C, dass eine einzige Frucht den gesamten Tagesbedarf abdecken kann. Das bedeutet: Sie macht sich stark bei Zahnfleischbluten und Zahnfleischschwund, Parodontose und bei schwachem Bindegewebe.

In Verbindung mit Magnesium, das in dem grünen Farbstoff enthalten ist, bindet das Vitamin C Nervenreizstoffe an die Rezeptoren der Zellmembranen – und starke Nerven bedeuten meist gesunde und schöne Haut und Haare, denn Haut und Nerven sind miteinander verbunden. Außerdem aktiviert Magnesium die so genannten »G-Proteine«, die den Zellstoffwechsel steuern, indem sie hormonell gesteuerte Signale in die Zellen tragen.

Neben Magnesium und den Mineralien Kalium, Phosphor, Natrium und Eisen sorgt Kalzium für Stärke und Kraft von Zähnen, Knochen und Nägeln.

Das Eiweiß spaltende Enzym Actinidin unterstützt das Verdauungssystem und stärkt das Immunsystem.

Das Kiwi-Beauty-Rezept

Zutaten:

3 EL frisch gemahlene süße Mandeln
1 Msp. Bourbonvanille
¼ TL Zimt
½ Zitrone
4 Kiwis
2 Orangen
3 Mandarinen
2 kleine Bananen

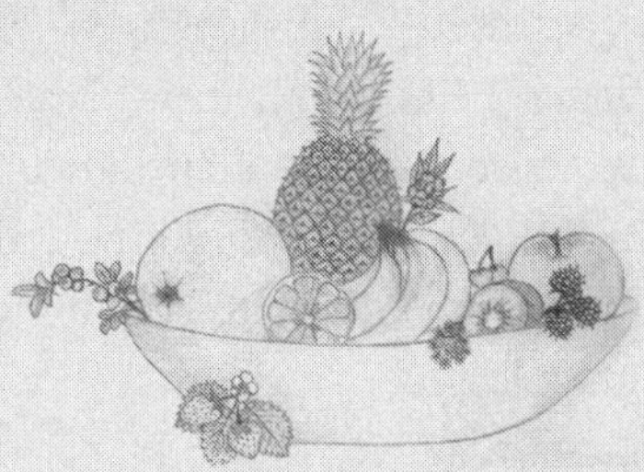

5 Tabl. Nr. 3 – Ferrum phosphoricum D6
5 Tabl. Nr. 11 – Silicea D12

Und so wird's gemacht: Bananen und Kiwis schälen und in kleine Stücke schneiden. Die Orangen, Mandarinen und die Zitrone auspressen, den Saft zusammen mit den anderen Zutaten in den Mixer geben und das Ganze etwa 30 Sekunden lang gut pürieren. Sollte die Mischung zu sämig sein, kann nach Belieben noch ein wenig Quellwasser hinzugefügt werden. Nach Lust mit Orangen- und Kiwischeiben garnieren … und vielleicht zusammen mit einer Freundin genießen!

Aus den angegebenen Salzen können Sie sich mit 1 Liter Wasser einen zusätzlich unterstützenden Heildrink bereiten, den Sie den Tag über trinken.

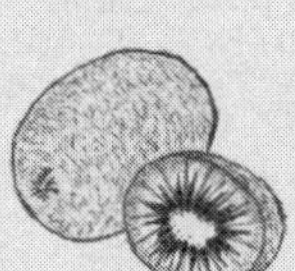

Signale der Seele bei brüchigen Haaren und Fingernägeln

Hier sind oft längere nervenbelastende, stressige oder seelisch zehrende Lebensphasen vorausgegangen. Es gilt nun, die dabei verloren gegangenen Mineralien, insbesondere Silicea und die übrigen Nervensalze, wieder aufzufüllen und unser Leben so einzurichten und neu zu ordnen, dass wir in etwas mehr Ruhe wieder aufbauen können, was uns im Übermaß genommen wurde bzw. was wir uns haben nehmen lassen.

Bilderreise

Jetzt lasse ich mein aktuelles Problem zuerst einmal sein, wie es ist. Ich verlasse seinen Bannkreis und den Ort, wo es sich aufhält …

Ich steige auf einen Berg mit wunderbarer Aussicht und betrachte aus ausreichender Entfernung und aus geistigem Abstand heraus, wie sich das Problem von hier aus darstellt. Ich bitte mein hohes Selbst darum, mir passende Ideen und neue Ansätze zu vermitteln. Ich setze mich gemütlich auf eine Bank und betrachte die Aussicht. Ich sehe von hier aus auf den Problemkreis, der jetzt klein wie ein Kinderspielzeug und weit genug entfernt ist. Ich betrachte die Bilder und Symbole, die auftauchen.

Diesen Ausflug auf meinen Aussichtsberg kann ich so oft machen, wie ich möchte … jedenfalls so lange, bis mir klar ist, wie ich dieses Spiel des Lebens nun aus erhöhter und ganzheitlicherer Sicht betrachte, und bis mir die nächsten richtigen Schritte klar geworden sind.

Solange wir mittendrin stecken in dem Leben, das uns Stress verursacht, oder in der seelischen Überbeanspruchung, können wir keine Änderungen herbeiführen. Deshalb gilt es, immer dann, wenn es um Neuordnen in unserem Leben geht, einen Schritt zurückzutreten und sich zuerst einmal Abstand vom aktuellen Problembereich zu verschaffen, um zu sehen, wo man wohl am besten ansetzt.

Strahlendes Grün für strahlende Herzkräfte

In dem so lebendig leuchtenden Grün der Kiwi ist pure Lebenskraft gespeichert, strahlende Fülle und Vitalität. Grün ist die Farbe des Herzens und der Natur. Lassen wir uns einmal von der Vitalität der Kiwi inspirieren, uns mehr mit der kommunikativen Farbe Grün zu verbinden, die uns zugleich in unsere Mitte bringt, sei es, dass wir uns öfter in die Natur hinausbegeben, sei es, dass wir uns grüne lebende Pflanzen in unsere Wohn- und Arbeitsräume holen. Das Grün der Kiwi jedenfalls repräsentiert pulsierende, strahlende Lebenskräfte!

Wie die Kiwi-Kur durchgeführt wird

Je nach Stärke Ihrer Probleme mit Haut, Haaren, Nägeln, Zähnen, Zahnfleisch oder Nerven und der Dauer der belastenden und Stresssituationen – oft sind dies Jahre! – wählt man die Kurdauer und Menge der täglichen Kiwi-Anwendung: bis zu 3 Früchte täglich bei etwa 2 bis 6 Wochen Kurdauer und länger. Die Kiwis müssen vor dem Verzehr reif sein. Da sie allerdings fast ausschließlich steinhart bis bestenfalls hart sind, wenn man sie kauft, *hier ein Tipp:* Bewahren Sie Ihre Kiwis zusammen mit einigen Äpfeln in einer Papier- oder Plastiktüte auf. Schließen Sie die Tüte so, dass nur noch ein wenig Luftaustausch möglich ist, und bewahren Sie diese bei

Zimmertemperatur auf. Die Äpfel entwickeln Reifungshormone, die sie in die Umgebung abgeben, wodurch Ihre Kiwis nun auch schneller reifen!

Sind die Kiwis reif, halbieren Sie diese und löffeln sie aus den beiden Halbschalen. Oder Sie schälen die Früchte und verwenden sie in Obstsalaten und für herrliche Mixdrinks! Solch ein Fruchtmix mit Mandeln, Banane und sonstigen passenden Früchten ist nicht nur ein ebenso köstliches wie heilsames und nahrhaftes Getränk, sondern es macht auch lange Zeit satt und zufrieden. Man kann es sich morgens frisch zubereiten, in eine Flasche füllen und (zusammen mit einer zweiten Flasche mit Schüßlersalze-Wasser) an seinen Arbeitsplatz stellen. Immer einmal wieder einige Schlückchen von beidem nehmen, so kommen wir auch relativ leicht über den Tag, falls wir etwa abnehmen wollen.

Gut zu wissen

Haut und Nerven sind in der Embryonalentwicklung einmal aus ein und demselben Keimblatt entstanden. Was an den Nerven zehrt und auslaugt, zehrt somit an Haut, Haaren, Nägeln und Zähnen und raubt den Zellen und Geweben die nervenschützenden Mineralsalze, besonders Silicea, aber auch Kalium phosphoricum und die übrigen Nervensalze (siehe S. 89ff.). Und Heilnahrung, die, wie etwa die Kiwi und die Roten Bete, die Nerven schützt und nährt, ist also für Haut, Haare, Nägel, Zahnfleisch und Zähne wertvoll, ganz besonders wenn die entsprechenden homöopathischen Heilsalze gleichzeitig mit gegeben werden! Damit der Körper sich aus dem Nahrungsangebot wirklich alles herausholen kann, was er jetzt so dringend braucht!

Außerdem ist Ihre Kiwi-Mandel-Mixtur als äußerliche Schönheits- und Gesichtspackung und als Badezusatz ganz wunderbar geeignet!

Unterstützende Nahrungsmittel

Die enzymreichen und giftiges Eiweiß abbauenden Früchte Ananas und Papaya, die entwässernden und von Druck entlastenden Bananen, die reinigenden Grapefruits, der entwässernde Chinakohl, der Vitamin-B-reiche und gegen gestresste Nerven wirksame Chicorée, der die Nerven harmonisierende Apfel sowie die Nerven und Blut erneuernden Roten Bete. Für die Schönheit von Haut, Haaren, Nägeln und Nerven sind außerdem alle Nahrungsmittel nützlich, die viele B-Vitamine enthalten, also Nüsse, Samen und Getreide!

Die Mineralsalze für Haut, Haare, Nägel, Zähne und Zahnfleisch

Die wichtigsten Salze hierfür sind
Nr. 1 – Elastizität
Nr. 2 – Straffung
Nr. 7 – Glanz
Nr. 8 – »Clearing« (Reinigung)
Nr. 11 – Schönheit

Mineralsalz Nr.	*Wir wenden es an …*	*Tabl. tägl.*
1 **Calcium fluoratum**	▸ bei Erschlaffungszuständen der Haut, Blutschwämmchen, Warzen; zur Erweichung alter, schlecht verheilter, verhärteter, auch juckender Narben; bei Hornhaut, Schwielen; rissiger, entzündeter, verhärteter Haut sowie bei Hühneraugen ▸ bei Akne, Herpes, Hautausschlägen, Gerstenkörnern, *chronischen* Vereiterungen und schlecht heilenden Wunden, Entzündungen, Abszessen und Fistelbildung an allen Körperöffnungen, Haut- oder Haargrenzen ▸ bei brüchigen, splissanfälligen Haaren; bei Haarausfall, besonders der Augenwimpern, Augenbrauen, Schamhaare und der Achselhöhlenhaare, und bei brüchigen Nägeln ▸ bei lockeren, kariösen Zähnen; Zahnschmerzen und bei Zahnfleischschwund ▸ auch beim Zahndurchbruch von Säuglingen und Kleinkindern und als Aufbaumittel zur Zahnbildung *Gerade bei Hauterkrankungen die Salben verwenden (sie lassen sich mischen)!*	**1–6**
2 **Calcium phosphoricum**	▸ um Zähnen und Zahnfleisch (zusammen mit Nr. 1, 3, 7 und 11) Festigkeit zu verleihen sowie bei Zahnverfall und Bluten nach Zahnziehen	**1–12**

Mineralsalz Nr.	*Wir wenden es an …*	*Tabl. tägl.*
	▸ bei Hautentzündungen, Verbrennungen, Sonnenbrand, zusammen mit Nr. 3 und 8 (Umschläge machen!); bei Hauterschlaffungen, runzeliger Haut, schlaffem Hals, zur Beruhigung bei Allergien und zusammen mit Nr. 1 bei Überbein ▸ bei Kindern fördert es die Zahnentwicklung	
3 Ferrum phosphoricum	▸ bei frischen Wunden, Verletzungen und Quetschungen sowie bei Insektenstichen, Sonnenbrand, Verbrennungen, Verätzungen (zusammen mit Nr. 3 und 8) *Es vitalisiert Haut, Haare, Nägel und Zahnschmelz und fördert den Aufbau neuer Zellen und Gewebe.*	**10–20**
4 Kalium chloratum	▸ bei wässrigen Entzündungen, Gerstenkörnern, Fisteln, Warzen, Frostbeulen und Neurodermitis *Auch an Umschläge und Salbe denken!*	**1–9**
5 Kalium phosphoricum	▸ bei grauer oder rauer, pickeliger Haut und Wundsein ▸ bei Zahnfleischbluten, -schwund, Mundfäule, Zahnwurzelgranulomen, eitrigen Zahnprozessen, kariösen Zähnen und Mundgeruch *Auch an Spülungen und Salbenanwendung denken!*	**1–14**
6 Kalium sulfuricum	▸ bei Hautausschlägen; zur Ausheilung entzündlicher Erscheinungen, Haut- und Schleimhautprozessen; bei schuppigen Ekzemen und Neurodermitis ▸ bei Zahnneuralgien, geschwollenem Zahnfleisch und Parodontose	**1–3**
7 Magnesium phosphoricum	▸ bei Allergien, Hautzucken, Hautjucken (mit Nr. 8) und bei Altersjucken ▸ bei Zahnschmerzen und bei Krämpfen der Kinder beim Zahnen	**5–15**
8 Natrium chloratum	▸ bei Akne, Ekzemen, Hauterscheinungen (besonders an Stirnhaargrenze, Kopfhaut, Ohren); bei rissigen, wunden, trockenen Lippen, Lippenbläschen, Herpes	

Mineralsalz Nr.	*Wir wenden es an …*	*Tabl. tägl.*
	▸ bei Gerstenkörnern, Nesselfieber, Nesselausschlag, juckender Haut und Durchblutungsstörungen mit bis zu stechenden Schmerzen (»Ameisenlaufen«) – besonders auch an den Füßen ▸ bei Insektenstichen, Verbrennungen, Sonnenstich, Sonnenbrand, Verätzungen und bei Haarausfall *Auch an Spülungen, Umschläge und Salbenanwendung denken!* *Zur Dosierung siehe S. 54f.*	
9 **Natrium phosphoricum**	▸ bei Hauterkrankungen mit Pusteln, Mitessern, fettiger Haut und Akne (mit Nr. 3, 4, 8, 11) ▸ bei Milchschorf der Kinder	**6–12**
10 **Natrium sulfuricum**	▸ bei Juckreiz, Neigung zu kleinen Hautauswüchsen und Hautwucherungen, Abszessen ▸ bei Aufgeschwemmtheit und Cellulitis	**4–10**
11 **Silicea**	▸ als Stärkungs- und Schönheitsmittel für Haut, Haare, Nägel, Zähne; bei brüchigen, splitternden Nägeln und Haaren, Haarausfall, grauen Haaren ▸ wirkt resorbierend und leitet Entzündungsprodukte, Blutergüsse, eiweißhaltige Ergüsse und Eiter aus; fördert die Reifung und Eiterbildung, z. B. bei Akne, Abszessen, Furunkeln und Karbunkeln; bei Hitzebläschen, Flechten, Warzen, Wunden, Rissen, Rhagaden, Hautausschlägen, Narben, Gerstenkörnern ▸ bei juckender Nasenspitze, Wundwerden zwischen den Zehen und bei wunden Kinderpopos ▸ zur Verbesserung des Zahnschmelzes; kann Zahnverfall wieder stabilisieren (mit Nr. 1, 2, 7); bei Karies und Zahngeschwüren	**2–8**
12 **Calcium sulfuricum**	▸ bei eitrigen Ausschlägen und Entzündungen der Haut, bei Ekzemen, Fisteln, Furunkeln, die nicht ausheilen wollen, und bei Milchschorf ▸ bei Nagelbett-Eiterung, Beherdung von Zähnen, eitrigen Prozessen im Zahnwurzel-, Zahn- und Kieferbereich	**3–5**

Ein Kurbeispiel bei Hautausschlägen und Allergien

morgens und vormittags	*nachmittags bis abends*	*vor dem Schlafengehen*
Nr. 2 – D12 – 6 Tabl.	Nr. 3 – D6 – 5 Tabl.	Nr. 4 – D6 – 1 Tabl.
Nr. 3 – D6 – 5 Tabl.	Nr. 4 – D6 – 6 Tabl.	Nr. 5 – D12 – 1 Tabl.
Nr. 4 – D6 – 2 Tabl.	Nr. 10 – D6 – 3 Tabl.	Nr. 6 – D6 – 1 Tabl.
	Nr. 11 – D6 – 3 Tabl.	Nr. 8 – D12 – 1 Tabl.

Auf eiweißfreie Ernährung achten. Allergisierende Nahrungsmittel und sonstige Auslöser eruieren und meiden. Mit den Salzen auch baden!

Ein Kurbeispiel bei Warzen und Leberflecken

morgens und vormittags	*nachmittags bis abends*	*vor dem Schlafengehen*
Nr. 1 – D3 – 4 Tabl.	Nr. 7 – D3 – 1 Tabl.	Nr. 10 – D3 – 1 Tabl.
Nr. 3 – D6 – 3 Tabl.	Nr. 9 – D6 – 1 Tabl.	Nr. 11 – D6 – 2 Tabl.
Nr. 6 – D12 – 1 Tabl.	Nr. 10 – D3 – 3 Tabl.	

Die Salben (besonders Nr. 1, 10 und 11) mit verwenden! Die Tabletten und auch die Salben ausschließlich in Zeiten des abnehmenden Mondes anwenden, einen Tag nach Vollmond beginnen und einen Tag vor Neumond aufhören. 14 Tage pausieren und dann die Kur wiederholen. Täglich Ananassaft aufträufeln!

Ein Kurbeispiel bei brüchigen Haaren und Nägeln

morgens und vormittags	*nachmittags bis abends*	*vor dem Schlafengehen*
Nr. 1 – D3 – 2 Tabl.	Nr. 1 – D6 – 1 Tabl.	Nr. 11 – D12 – 3 Tabl.
Nr. 2 – D3 – 1 Tabl.	Nr. 7 – D3 – 1 Tabl.	
Nr. 7 – D6 – 1 Tabl.	Nr. 11 – D12 – 1 Tabl.	

Einige Tabletten von Nr. 1, 2, 7 und 11 in wenig Wasser auflösen und mit den üblichen Haarpflegemitteln mischen! Die Mineralsalzlösung kann auch vor dem Schlafengehen auf die Fingernägel aufgetragen werden.

Unterstützend sind Vollkornprodukte, Hefeflocken aus dem Reformhaus oder B-Vitamine.

Ein Kurbeispiel bei Fisteln

morgens und vormittags	*nachmittags bis abends*	*vor dem Schlafengehen*
Nr. 1 – D6 – 1 Tabl.	Nr. 11 – D6 – 3 Tabl.	Nr. 3 – D6 – 1 Tabl.
Nr. 3 – D6 – 1 Tabl.	Nr. 12 – D3 – 1 Tabl.	Nr. 10 – D3 – 1 Tabl.
Nr. 4 – D3 – 1 Tabl.		
Nr. 7 – D3 – 1 Tabl.		

Auf eiweißfreie Ernährung mit hohem Rohkostanteil achten. Brennnesseltee trinken. Wildkräuter sammeln und in die Salatsauce schneiden!

Ein Kurbeispiel zur Stärkung der Zähne und des Zahnfleischs

morgens und vormittags	*nachmittags bis abends*	*vor dem Schlafengehen*
Nr. 1 – D3 – 1 Tabl.	Nr. 3 – D3 – 1 Tabl.	Nr. 5 – D3 – 1 Tabl.
Nr. 2 – D3 – 1 Tabl.	Nr. 7 – D3 – 1 Tabl.	Nr. 6 – D3 – 1 Tabl.
Nr. 3 – D3 – 1 Tabl.	Nr. 11 – D3 – 1 Tabl.	Nr. 7 – D3 – 1 Tabl.

Aus den Salzen zusätzlich eine Mineralsalzlösung herstellen, die nach dem Zähneputzen durch die Zahnzwischenräume gezogen und anschließend ausgespuckt wird, am besten mehrmals täglich.

5. Schmerzen

Die Erdbeer-Kur

Schmerzen die Macht nehmen

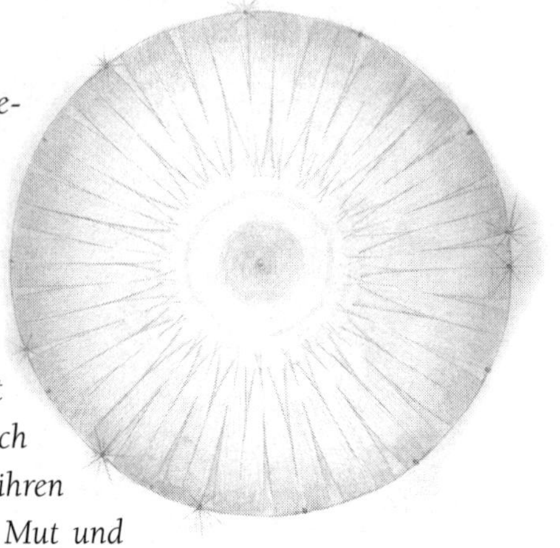

Die Erdbeere hilft uns, das Leben lichter und leichter zu erfahren. Was bisher so belastet hat, wird weniger schwer wiegend und fällt leichter von uns ab. Giftstoffe werden ausgespült und Schmerzen gelindert. Zugleich schenkt uns diese wundervolle Heilfrucht jedoch Beharrlichkeit, ja, sie kann uns mit ihren kraftvollen Eisenverbindungen mehr Mut und Willenskraft vermitteln. Im Wechsel von lichtvoller Leichtigkeit und Ausdauer lehrt uns die Erdbeere, die Dinge aus ihrer Sicht zu betrachten: Nicht mehr im Sinne von Kampf und »Entweder-oder«, wir lassen ein neues Lebensgefühl zu!

Mit der entstauenden Erdbeere Schmerzen lindern

Erdbeeren enthalten wichtige Eisenverbindungen, Kalk, Kalium, einen hohen Anteil an Vitalstoffen sowie natürliche Salizylsäure, was zumindest einen Teil ihrer Wirksamkeit bei schmerzhaften Erkrankungen wie Gicht, Rheuma oder Kopfschmerzen erklärt.

Obwohl Erdbeeren zu fast 90 Prozent aus Wasser bestehen, besitzen sie einen noch höheren Anteil an Vitamin C als Zitronen und wirken deshalb höchst kräftigend auf unser Immunsystem.

Reichlich Folsäure und Mangan spornen den Organismus bei Blutbildung und Zellwachstum zu Höchstleistungen an. Mangan nährt zudem Nerven und Gehirn, greift den Enzymen »unter die Arme« und hilft den Stoffwechsel anzukurbeln, Reizschwellen zu senken und macht wieder fit bei Gelenkschmerzen und Müdigkeit.

Bewährte Heilkräfte

Die Heilkräfte der Erdbeeren sind schon seit alters erprobt. So hat etwa auch Pfarrer Sebastian Kneipp diese Frucht zur Kuranwendung sehr empfohlen, und der bekannte Naturforscher Carl von Linné heilte seine Gicht mit Erdbeeren!

Signale der Seele bei Kopfschmerzen und Migräne

Kopfschmerzen wollen uns daran erinnern, öfter im *Hier und Jetzt* zu sein und uns nicht so viele übermäßig ernsthafte und überverantwortliche Gedanken um unser Leben zu machen. Kopfschmerzen laden uns zu der Betrachtung ein, dass es uns gut tut, die Dinge einmal laufen zu lassen, und dass wir uns nicht immer selbst um alles kümmern müssen, wenn andere es genauso gut erledigen können. Kopfschmerzen und Migräne wollen uns signalisieren, dass wir das Leben immer öfter von der leichteren, lockeren und freudvollen Seite nehmen dürfen. Es sind meist unbewusste psychische Verkrampfungen, kombiniert mit übermäßig ernsthafter Gewissenhaftigkeit, die sich hier bemerkbar machen können. Heilmeditationen, in denen wir uns selbst akzeptieren, ganz und gar so, wie wir gerade sind, können sehr hilfreich sein. Die Heilkräfte lösender, öffnender Früchte und das reichliche Trinken eines guten Quellwassers können uns dabei eine nicht unerhebliche Unterstützung geben! Manchmal können selbst starke Schmerzen gelindert und sogar beseitigt werden, indem man einfach mehrere Gläser Wasser langsam nacheinander trinkt.

Heilen mit der Erdbeere

Erdbeeren sind heilungsunterstützend bei

- Blutarmut und Erschöpfung,
- Rheuma, Arthritis, Gicht und damit verbundenen Schmerzen,
- Leber- und Gallenbeschwerden sowie Migräne,
- Kopfschmerzen,
- Nieren- und Blasenentzündungen,
- Erkrankungen der Drüsen und Lymphe, aller lymphatischen Gewebe, besonders auch der Mandeln.
- Sie entgiften den Darm von Schwermetallen,
- reinigen tief greifend von Giftstoffen,
- enthalten antibakterielle Stoffe und regen das Immunsystem an.
- Sie entwässern hervorragend, kühlen, erfrischen, entkrampfen und
- sind nützliche Helfer bei Schlankheitskuren.

Leuchtendes Rot für Feuer und Geist

In der leuchtend roten Farbe der Erdbeere sind die Kräfte des Lichts und seiner Leichtigkeit mit denen der Erde und ihrer Festigkeit auf wunderbare Weise kombiniert.

Ähnlich unterstützende Heilschwingung können wir erzielen, wenn wir beispielsweise ein Seidentuch mit leuchtend erdbeerroter Pflanzenfarbe einfärben und es dann entweder selbst tragen oder in unserer Wohnung als Dekoration verwenden. Fühlen Sie die Veränderung, die es in Ihnen bewirkt, wenn Sie immer wieder einmal für eine Minute durch ein solches lichtseidenes Erdbeerrot hindurchsehen!

Wie die Erdbeer-Kur durchgeführt wird

Die Erdbeerzeit ist eine besondere Zeit im Rhythmus des Jahres. Sie fällt in die Mittsommerzeit und damit in den *Wechsel* der Jahreszeiten. Genauso hat die Erdbeere die Fähigkeit, in uns den *Wechsel* von frühlingshafter Erfrischung und damit Flutung unserer Zellen zu sommerlich feuriger Kraft und damit Stoffwechsel und Verbrennung anzuregen. Diese Zeit sollten wir jedes Jahr für eine Erdbeerkur – *zum Lösen von körperlicher wie geistiger Schwergewichtigkeit* – nutzen!

Der Erdbeer-Wellness-Shake

Zutaten:
250 g frische oder TK-Erdbeeren
1 Banane
1 EL süße Mandeln
100 ml Quellwasser
1 TL Honig

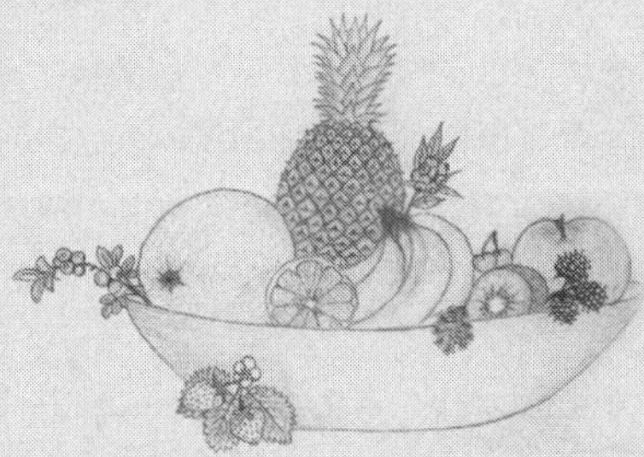

1 Tabl. Nr. 3 – Ferrum phosphoricum D12
5 Tabl. Nr. 7 – Magnesium phosphoricum D3
1 Tabl. Nr. 8 – Natrium chloratum D6

So wird's gemacht: Die Mandeln im Mixer auf höchster Stufe zerkleinern und mit dem Quellwasser zu Mandelmilch mixen. Die frischen oder die aufgetauten Tiefkühl-Erdbeeren, die Banane und den Honig zugeben, in ein attraktives Glas füllen und über den Vormittag hin genießen.

Aus den angegebenen Salzen können Sie sich mit ¾ Liter Wasser einen unterstützenden Heildrink bereiten.

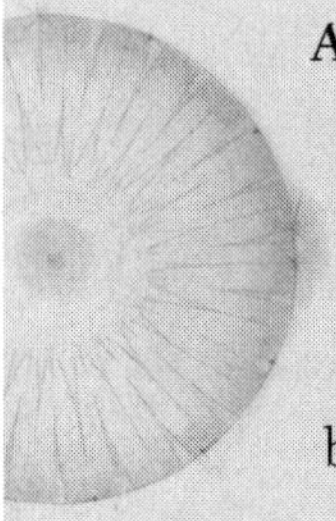

Affirmation

Heute lasse ich alles und alle, wie es ist bzw. wie sie sind, vor allem mich selbst.

Ich kann mich entspannt zurücklehnen, denn ich bin absolut okay … gerade so, wie ich *jetzt* bin!

Hierzu essen wir zwei Tage lang tagsüber und bis zum Schlafengehen so viele Erdbeeren, wie wir mögen, allerdings ohne jeden Zucker und auch ohne Milch und sonstige Zutaten! Bei großem Hungergefühl können der Bananen-Mixdrink (siehe S. 101), einige Äpfel und etwas Naturreis hinzukommen.

Die stärkste entgiftende und entwässernde Kraft entfalten die Erdbeeren übrigens, wenn sie vor dem Schlafengehen verzehrt werden!

Am dritten Tag gibt es fettarme, leckere Vitalkost mit viel grünen Salaten, Gemüsen, Reis, Getreide und/oder Kartoffeln. Der dritte Tag stabilisiert das Erreichte ähnlich einem Treppenabsatz, dem anschließend weitere Treppenstufen des Abnehmens und Entschlackens folgen.

Diesen Drei-Tage-Turnus können Sie so lange wiederholen, wie Sie mögen, bis zu drei Wochen lang. Entlastet, so möglich, auch von Schmerzen, dazu um einige Kilogramm leichter und mit einem Zuwachs an Durchsetzungskraft, entsteigen Sie solch einer Kur, ein wenig wie Phönix der Asche!

In den übrigen Jahreszeiten ist es möglich, diese Kur etwas abgewandelt mit Tiefkühl-Erdbeeren durchzuführen. Diese können sich noch eine ganze Menge ihrer heilsamen Fähigkeiten bewahren; was allerdings für eingemachte oder gekochte Erdbeeren nicht gilt! Da

Tiefkühl-Erdbeeren leider bis jetzt nur selten als Bioware erhältlich sind, sollte man sie mit der entgiftenden Mandelmilch und mit Bananen zu heilsamen Drinks kombinieren.

Unterstützende Nahrungsmittel

Die ebenfalls in hohem Maß entstauenden, entwässernden und von Druck entlastenden Bananen, Grapefruits, Kiwis, Chinakohl und Chicorée sowie grüne Salate und frische grüne Kräuter, besonders Wildkräuter wie etwa die Brennnessel.

Gut zu wissen

Entlastung von Druck und Schmerzlinderung gelingen im abnehmenden Mond noch besser!
Erdbeeren und dazu der Tee aus Walderdbeerblättern – Letztere erhalten Sie in der Apotheke – können sich geradezu als magische Helfer bei Schmerzen und in wichtigen Veränderungs-, Selbstakzeptanz- und Selbstbehauptungsphasen unseres Lebens erweisen!

Die Mineralsalze bei Schmerzen und Neuralgien

Die wichtigsten Salze hierfür sind
Nr. 1 – positive Reizbeantwortung
Nr. 2 – ausgeglichene Nerven
Nr. 3 – bei entzündlichen Prozessen
Nr. 7 – das entkrampfende, entspannende Schmerzmittel
Nr. 8 – bei innerem, auch unbewusstem Druck
Nr. 11 – beruhigt überempfindliche Nerven und Nervenschmerzen

Mineralsalz Nr.	*Wir wenden es an …*	*Tabl. tägl.*
1 **Calcium fluoratum**	▶ bei Schmerzen im Bereich der Bandscheiben, Gelenke, Knochen, Sehnen, Bänder, z. B. bei Arthritis, Rheuma, Sehnenscheidenentzündung; bei schweren Beinen und Wadenkrämpfen unterstützend zu Nr. 7 ▶ bei Schmerzen aufgrund *chronischer* Entzündungen, z. B. der Stirn- und Nasennebenhöhlen, der Luftwege und der Ohren ▶ bei Schmerzen in den Brüsten vor und während der Menstruation, Menstruationsschmerzen, Senkungsschmerzen der Gebärmutter und des Beckenbodens sowie bei Hämorrhoiden ▶ bei Zahnschmerzen und beim Zahndurchbruch bei Kindern	**4–8**
2 **Calcium phosphoricum**	▶ bei Kopfschmerzen mit Engegefühl, Migräne, neuralgischen Beschwerden im Kopfbereich, lichtempfindlichen Augen, Augen-, besonders Augapfelschmerzen und Schulkopfschmerz ▶ bei Sehnenscheidenentzündung und »Tennisarm« (auch die Salben verwenden!) ▶ bei Schmerzen der Knie- und Fußgelenke, Schienbeinschmerzen, Schmerzen durch schlecht heilende	**1–12**

Mineralsalz Nr.	Wir wenden es an …	Tabl. tägl.
	Knochenbrüche, Knochenverkrümmung, Knochen- und Zahnerkrankungen; bei chronischen Rückenbeschwerden, Ischialgie, Hexenschuss, Nackenschmerzen sowie bei Wachstumsschmerzen ► bei brennender Zunge, Magenschmerzen mit Schwäche- oder Elendsgefühl ► bei Verbrennungen und Sonnenbrand ► und bei Menstruationsbeschwerden, Gebärmuttersenkung	
3 **Ferrum phosphoricum**	► **bei allen Schmerzen**! Auch die verschiedenen Potenzen ausprobieren! Stets an Umschläge und Salbe denken! *Es hilft oft schon für sich allein und unterstützt jede Heilung und jede Art von Schmerztherapie.*	10–20
4 **Kalium chloratum**	► bei allen Schmerzen durch Entzündungen, besonders der Lymphe und Drüsen, bei Verletzungen mit Schwellungen und neuralgischem Gesichtsschmerz	4–8
5 **Kalium phosphoricum**	► bei nervalen Störbereichen und Narbenschmerzen (auch die Salbe verwenden!), Kopfschmerzen nach nervlichen Belastungen und Überanstrengung ► bei Wundsein, Wundschmerzen, Wunden mit Gewebszerfall ► bei Rückenschmerzen, Schmerzen von Magengeschwüren und von Darmschleimhautentzündungen sowie Schmerzen durch eitrige Zahn- und Kieferprozesse (hoch dosieren!)	4–12
6 **Kalium sulfuricum**	► bei Muskelkater; Schmerzen durch Rheuma, Gicht, Gelenkentzündung; bei Kopfschmerzen mit »Katergefühl«; Gesichts-, Kopf- und Zahnneuralgien ► Schmerzen durch Augen-, Ohrenprozesse, Stirnhöhlen- und Nasennebenhöhlenprozesse ► bei Kolik, Druck- und Beklemmungsbeschwerden im Oberbauch, Magenbeschwerden, Blähungen (mit Nr. 7)	4–6

Mineralsalz Nr.	Wir wenden es an ...	Tabl. tägl.
	▸ sowie bei Nieren- oder Blasenentzündung *Es unterstützt alle anderen Salze!*	
7 **Magnesium phosphoricum**	▸ als das lösende, entkrampfende, entspannende Schmerzmittel der Biochemie ▸ besonders bei neuralgischen und jeder Art Krampf- und Kolikschmerzen; Kopf-, Genick-, Nackenschmerzen; Migräne, Ischialgie, Muskel- und Menstruationsschmerzen *Seine schmerzstillenden, krampflösenden Kräfte entfalten sich am besten als so genannte »heiße Sieben«: 10 Tabletten Nr. 7 in einem Glas heißem Wasser auflösen und trinken, bei Bedarf wiederholen. Jedoch kann es auch andere Salze unterstützen, die schmerzmindernd wirken.*	5–10
8 **Natrium chloratum**	▸ bei *allen brennenden, stechenden Schmerzen*; Wundschmerzen; Schmerzen mit Druck-, Trockenheits- oder Rohheitsgefühl; Rückenschmerzen, Migräne und Kopfschmerzen (auch durch Sonnenstich) ▸ bei Sonnenbrand, Verbrennungen und Insektenstichen ▸ sowie bei brennender Zungenspitze oder Zungenbläschen, bei Sodbrennen, Druckschmerz und Zusammenziehen im Magen, Schmerzen durch Magengeschwür usw. *Zur Dosierung siehe S. 54f.*	
9 **Natrium phosphoricum**	▸ bei *allen Schmerzen, die durch Übersäuerung* hervorgerufen sind: Nervenschmerzen, Neuralgien, Rheuma, Arthritis, Gicht, Hexenschuss, Ischialgie, Gelenkerkrankungen, Kopfschmerzen, Migräne ▸ bei Sodbrennen; Schmerzen durch Hämorrhoiden, durch Gallensteine, -gries; Nierenentzündung, -gries, -steine, Blasenentzündung sowie bei Brustdrüsen- und Venenentzündung und bei Krampfadern	4–10

Mineralsalz Nr.	Wir wenden es an …	Tabl. tägl.
10 Natrium sulfuricum	▸ bei *schneidenden, reißenden, stechenden Schmerzen*, z. B. Neuralgien, Ischialgie, neuralgischen Kopfschmerzen, Rheumaschmerzen, stechenden Gelenkschmerzen ▸ bei Migräne, Bauchschmerzen, Schmerzen bei Blasen- oder Nierenentzündung ▸ bei lockerem, aber schmerzhaftem Husten *Als großes Ausscheidungs- und Stoffwechselmittel kann es jede Schmerztherapie hervorragend unterstützen.*	4–10
11 Silicea	▸ bei brennenden, stechenden, reißenden, ätzenden, scharfen, wund machenden, ziehenden, schneidenden Schmerzen, Wund-, Splitter-, Verrenkungs- und Zerschlagenheitsschmerzen, etwa ▸ bei Wunden, Rissen, Rhagaden, Fisteln, Narben, Abszessen, Furunkeln, Karbunkeln ▸ bei Augenentzündungen, Kopfschmerzen und Migräne, auch bei Zahnschmerzen und brennender Zungenspitze ▸ bei Rheuma, Gicht, Knochenschmerzen, -verkrümmung, -erweichung, -entzündung, kraftlosen schmerzhaften Gelenken ▸ sowie bei Neuralgien und Phantomschmerzen *Silicea muss über längere Zeit gegeben werden und passt bestens zu allen Salzen!*	3–6
12 Calcium sulfuricum	▸ bei Schmerzen durch *tief liegende, nicht hervorkommende oder eitrige Entzündungen* *Es kann die Wende in schwierigen Krankheitsfällen bringen!*	2–3

Ein Kurbeispiel bei Kopfschmerzen und Migräne

morgens und vormittags	*nachmittags bis abends*	*vor dem Schlafengehen*
Nr. 3 – D12 – 5 Tabl.	Nr. 3 – D12 – 3 Tabl.	Nr. 3 – D12 – 3 Tabl.
Nr. 8 – D12 – 1 Tabl.	Nr. 6 – D3 – 1 Tabl.	Nr. 4 – D6 – 1 Tabl.
Nr. 11 – D12 – 1 Tabl.	Nr. 7 – D6 – 10 Tabl.	Nr. 11 – D12 – 1 Tabl.

Bei Migräne sind Nr. 6 und Nr. 10 angebracht! Sie werden über den Tag hinweg abwechselnd mit oben angegebenen Salzen gegeben.

Unterstützend sind besonders Veilchentee, Walderdbeerblättertee sowie viel Rohkost, Bananen, Erdbeeren, Kiwis, Grapefruits.

Ein Kurbeispiel bei Schmerzen durch Entzündungen

morgens und vormittags	*nachmittags bis abends*	*vor dem Schlafengehen*
Nr. 3 – D3 – 1 Tabl.	Nr. 3 – D6 – 3 Tabl.	Nr. 3 – D6 – 1 Tabl.
Nr. 4 – D3 – 1 Tabl.	Nr. 4 – D3 – 5 Tabl.	Nr. 4 – D3 – 1 Tabl.
Nr. 7 – D6 – 5 Tabl.	Nr. 11 – D3 – 3 Tabl.	Nr. 6 – D3 – 1 Tabl.

Viel Wasser trinken! Eiweißfreie Kost! Unterstützend sind auch Bananen, Zitronen, Grapefruits und Äpfel.

Ein Kurbeispiel bei rheumatischen Schmerzen

morgens und vormittags	*nachmittags bis abends*	*vor dem Schlafengehen*
Nr. 3 – D3 – 3 Tabl.	Nr. 6 – D3 – 3 Tabl.	Nr. 6 – D3 – 1 Tabl.
Nr. 6 – D6 – 3 Tabl.	Nr. 9 – D6 – 3 Tabl.	Nr. 9 – D3 – 1 Tabl.
Nr. 8 – D6 – 1 Tabl.	Nr. 10 – D3 – 3 Tabl.	Nr. 11 – D6 – 3 Tabl.
Nr. 11 – D12 – 6 Tabl.	Nr. 11 – D6 – 8 Tabl.	

Unterstützend ist eine Erdbeerkur!

Ein Kurbeispiel bei Neuralgie und Nervenschmerzen

morgens und vormittags	*nachmittags bis abends*	*vor dem Schlafengehen*
Nr. 3 – D12 – 3 Tabl.	Nr. 7 – D12 – 10 Tabl.	Nr. 3 – D6 – 3 Tabl.
Nr. 7 – D6 – 10 Tabl.	Nr. 9 – D6 – 3 Tabl.	Nr. 9 – D6 – 3 Tabl.
Nr. 11 – D12 – 3 Tabl.	Nr. 11 – D12 – 3 Tabl.	Nr. 11 – D3 – 1 Tabl.

Die Salben verwenden und auch Umschläge mit Salzlösungen machen! Täglich mehrmals – auch heißen – Holundersaft trinken!

6. Lymphe, Drüsen

Die Grapefruit-Kur

Im Fluss mit dem Leben

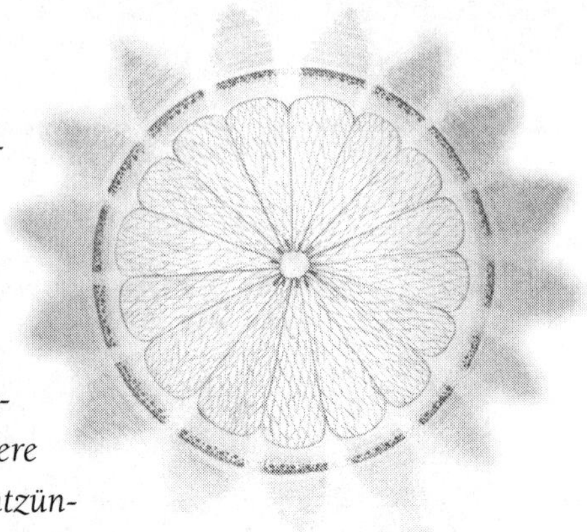

Die Grapefruit reinigt unseren inneren Lebensstrom, die Lymphe, hilft, uns von Druck und Überforderungen zu entlasten, stärkt unsere Kräfte der Aktivität und auch der notwendigen Aggressivität und erhöht damit auch unsere Abwehrkräfte. Bei Stauungen oder Entzündungen der Lymphe kann sie uns nützlich sein, denn sie hilft uns, Blockaden aufzulösen und mit unserem Lebensstrom zu fließen. Diese Frucht aktiviert Stoffwechsel und Verbrennung und kann einen heilsamen Einfluss auf Lymphe und Drüsen entfalten. Außerdem wird sie seit Jahrzehnten zum Entschlacken, Abnehmen und Entgiften eingesetzt und ist ein Hauptbestandteil der berühmten, für Filmschauspieler entwickelten »Hollywood-Diät«. Sie aktiviert Zellatmung und Körperabwehr, bringt stauende, stockende Dinge wieder ins Fließen und entlastet von innerem Druck. Dadurch ist sie u. a. auch bei Migränepatienten ein heilsames Kurmittel, besonders zusammen mit der ebenfalls von Druck entlastenden Banane, der Erdbeere oder dem Holunder.

Mit der Grapefruit Lymphe und Drüsen entgiften

Die Grapefruit ist reich an Vitamin C. Zusätzlich enthält sie viele Bioflavonoide, die eine Schutzfunktion für das Vitamin C haben (das sonst rasch oxidieren würde), was eine Steigerung seiner heilsamen Wirksamkeit um das bis zu 20fache bedeutet. Für ein rasches Zellwachstum sorgen Folsäure und Calcium, Kalium, Phosphor, Natrium und Eisen. Und die Vitamine A und B1 halten den Körper zusätzlich fit. Außerdem enthält diese Frucht den appetithemmenden Stoff Narigin, der bei Schlankheits- und auch bei Entgiftungskuren eine wichtige Arbeit leistet, da der Körper sich besser auf die auszuscheidenden Stoffe »konzentrieren« kann.

Achtung! Insektizide und Düngemittel dringen durch die Schale ins Fruchtfleisch, weshalb zu Heilzwecken nur Bioware verwendet werden darf!

Signale der Seele bei Lymphdrüsenproblemen

Das Lymphsystem unseres Körpers nährt und erhält – neben seinen vielfältigen Eigenschaften der Abwehr – auch unser Blut und sorgt für Temperaturausgleich. Die Lymphe ist ein großer lebendiger Strom in unserem Inneren. Und gleich einem Strom bringt sie Kraft und Leben für viele Zellen und Organe, die von ihr abhängig sind, nimmt sie Gift- und Abfallstoffe auf, wird jedoch durch zu große

Heilen mit der Grapefruit

Grapefruits

- aktivieren den Stoffwechsel und regen die Tätigkeit der Schilddrüse an, weswegen sie seit langem als hilfreich bei Schlankheitskuren bekannt sind.
- Sie unterstützen das Abfließen der Lymphe bei Lymphstauungen und sind hilfreich bei Drüsenentzündungen.
- Sie kräftigen das Immunsystem und sind wertvolle Helfer bei Infektionen, Grippe und Erkältungen,
- Entgiftungskuren und in der Rekonvaleszenz.
- Sie befreien den Körper von Schleim und Schlacken und sind für ein aktives Herz- und Gefäßsystem von Nutzen.
- Mit den weißen Innenhäutchen gegessen, sind sie wirksam gegen Arterienverkalkung und erhöhten Cholesterinspiegel.

und zu viele körperliche wie geistig-seelische Abfälle, z. B. Wut, Angst, Gefühl von Hilflosigkeit, auch einmal in ihrem Lebensfluss gehindert. Bei Lymphstauungen ist stets unsere Seele mit blockiert, dann gibt es ein oder gleich mehrere Themen, die uns keine Ruhe lassen, die unser ruhiges inneres Strömen verhindern, die uns die Kraft und das Ausgleichsvermögen rauben, die uns in einen inneren und dann entzündlichen Alarmzustand versetzen.

Der entgiftende Grapefruit-Drink

Zutaten:

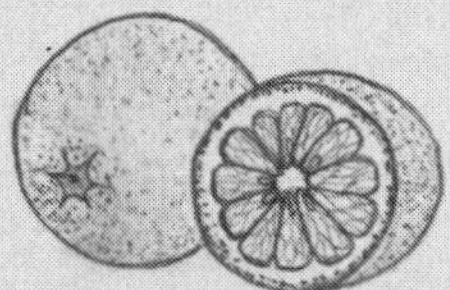

2 Grapefruits
1 Orange
1 Apfel
2 Chicorée-Stangen

1 Tabl. Nr. 3 – Ferrum phosphoricum D3
1 Tabl. Nr. 4 – Kalium chloratum D6
5 Tabl. Nr. 7 – Magnesium phosphoricum D6

So wird's gemacht: Eine der beiden Grapefruits und die Apfelsine schälen, halbieren und mit einem scharfen Messer in sehr feine Querscheiben schneiden. Die Kerne entfernen. Den Apfel schälen und in feine Würfelchen schneiden. Den Chicorée halbieren, diagonal aufschneiden und die grünen Enden etwas länger lassen. Den Saft der zweiten Grapefruit auspressen und über den Salat gießen. Den Salat etwas durchziehen lassen, so wird er noch saftiger und braucht keine weiteren Zutaten! Er entgiftet, klärt, aktiviert und entwässert spürbar!

Aus den angegebenen Salzen können Sie sich mit ¾ Liter Wasser einen zusätzlich unterstützenden Heildrink bereiten.

Affirmation

Heute erlaube ich mir die für mich notwendige Ruhe. Heute beginne ich, die überhöhten Anforderungen loszulassen, abzugeben und mit anderen zu teilen. Ich lasse mir abnehmen, was zu viel für mich ist, und bestehe sogar darauf. So erhalte ich die notwendige Entlastung, und mein innerer Lebensstrom kommt wieder ins Fließen.

Sind wir derzeit in einem solchen blockierten oder entzündeten Zustand, so ist es notwendig, uns ganz in Ruhe zurückzulehnen und zu betrachten, was denn der letzte Auslöser war, der uns die – oft seit längerem gestörte – innere Ruhe nun endgültig geraubt hat. Meist werden wir auf zum Teil erhebliche und bereits länger andauernde *Überforderungen* stoßen. Da gilt es, sich diesen ganz klar zu stellen, mindestens einen Teil der Überforderung *als Forderung* an andere, an die Umwelt abzugeben und darauf sogar zu bestehen.

Mit den neuen Forderungen geben wir die bis dahin im Inneren eingefangene und unseren Lebensstrom stauende Unruhe nach außen. Wir erkennen, dass es notwendig geworden ist, durch unsere Forderung zunächst einmal den anderen ihre Ruhe zu nehmen. Wir sind mutig, haben keine Angst vor unserem neuen Auftreten und bewirken damit einen neuen Lebensstrom im Außen wie zugleich in unserem Inneren. Wir bestehen darauf, dass uns Dinge abgenommen und verändert werden.

Die Farbe »feuriges Gelb« für sprudelnde Ionisation

Feuriges Gelb leuchtet in unser Inneres hinein, ionisiert unsere Zellen mit einem elektrolytischen Lebensstrom, aktiviert brachliegende Kräfte und schenkt uns den Aufbruchsgeist, der uns hilft, unsere Situation so zu verändern, dass wir uns lebendig fühlen und spüren, wie unsere Lebensenergie wieder kraftvoll strömt.

Wie die Grapefruit-Kur durchgeführt wird

Wer einfach etwas Gutes für sich tun und sich entschlacken will, presst sich beispielsweise jeden Morgen eine Grapefruit aus oder bereitet sich einen entsprechenden Obstsalat am späten Vormittag oder Mittag zu. Wer bereits Lymphstauungen oder eine Lymphentzündung hat, sollte allerdings noch etwas tiefer in die »Grapefruit-Medizin-Zauberkiste« greifen und zudem die Heilkräfte des Grapefruit-Bananen-Drinks mit hinzunehmen. Denn beide Früchte optimieren sich gegenseitig. Genießen Sie diese Früchte mindestens so lange, bis das Problem beseitigt ist. Die beste Zeit dafür sind der Morgen und der Vormittag.

Weil die Grapefruit wie auch die Banane so gut entstauen können, finden Sie nebenstehend noch ein weiteres Rezept, das die Heilkräfte beider Früchte mit den entgiftenden Fähigkeiten der Mandel und der Mandarinen kombiniert. Die Wirkung wird am

Gut zu wissen

Mit naturreinem ätherischem Grapefruitöl unterstützen: Wir geben 20 bis 30 Tropfen davon in 100 Milliliter reines Mandelöl, schütteln gut und verwenden dieses Öl zu entstauenden, entgiftenden Hauteinreibungen.
Einige Tropfen des ätherischen Öls in einem Duftlämpchen unterstützen ebenfalls obige Anwendungen.

Der entstauende Grapefruit-Bananen-Drink

Zutaten:
3 EL ganze süße Mandeln
Saft von 2 Grapefruits
Saft von 3 Mandarinen
2 Bananen
200 ml Quellwasser
2 TL Honig

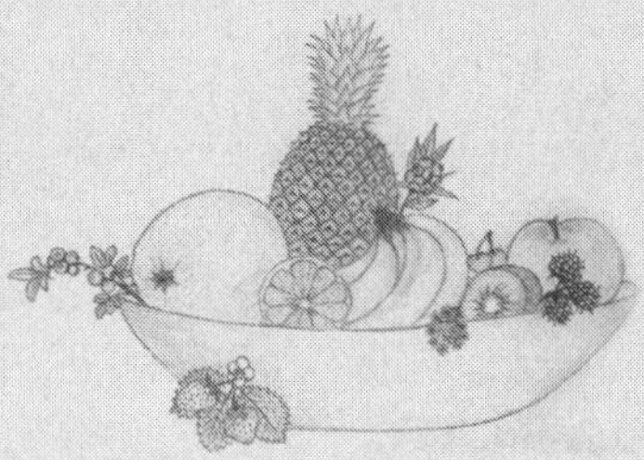

So wird's gemacht: Die Mandeln auf stärkster Stufe im Mixer zerhacken, mit Quellwasser auffüllen und so lange mixen, bis eine ziemlich homogene Mandelmilch entstanden ist. Nun die in Stücke geschnittenen Bananen und den Saft der ausgepressten Grapefruit sowie der (ebenfalls entgiftenden) Mandarinen zugeben und nochmals kurz durchmixen. Über den Vormittag hin genießen.

besten spürbar, wenn Sie diesen Drink über den Vormittag hin langsam schluckweise genießen und nichts dazu essen! Sobald Sie weitere, insbesondere eiweißhaltige Nahrung verzehren, wird der entwässernde, entstauende Effekt ganz erheblich gestört oder sogar aufgehoben! Dieser Drink sättigt rundherum den ganzen Vormittag und sorgt für ein Empfinden von sonnigem Wohlbefinden.

Unterstützende Nahrungsmittel

Neben Bananen auch die entgiftenden Mandeln, Mandarinen und Äpfel, die enzymreichen Ananas, Kiwis und Papayas, die heiter stimmenden Orangen und Himbeeren, die entwässernden Erdbeeren und überhaupt frische Früchte jeder Art, besonders am Vormittag.

Die Mineralsalze bei Lymph- und Drüsenerkrankungen

Die wichtigsten Drüsensalze sind
Nr. 1 – erweicht verhärtete Drüsen
Nr. 4 – unterstützt die Drüsen in ihrer Entgiftungsfähigkeit
Nr. 7 – stärkt die autonome Tätigkeit der Drüsen
Nr. 8 – unterstützt die Drüsen bei der Entgiftung, auch von metallischen Giften
Nr. 9 – zerlegt die Säuren und verhindert dadurch eitrige Entzündungen

Mineralsalz Nr.	*Wir wenden es an …*	*Tabl. tägl.*
1 **Calcium fluoratum**	▶ um kühlende Reinigungs- und Kräftigungswirkung auf chronische und entzündliche Prozesse im Lymphsystem zu erzielen ▶ bei Beengungsgefühl und Druck der Schilddrüse und zum Erweichen verhärteter Drüsen *Auch die Salbe verwenden!*	2–4
2 **Calcium phosphoricum**	▶ bei Neigung zu Lymphdrüsenschwellungen und Drüsenleiden, Allergien, Schwäche des lymphatischen Systems, chronisch vergrößerten Mandeln und Mandelentzündungen	3–10
3 **Ferrum phosphoricum**	▶ um die Drüsensalze (besonders auch Nr. 4) in ihrer Wirkung zu unterstützen	9
4 **Kalium chloratum**	▶ bei Lymphknotenentzündungen, Schwellungen, Drüsenentzündung der weiblichen Brust, Entzündungen mit Schwellungen, Mandelentzündung und allen lymphatischen Entzündungen	1–9
5 **Kalium phosphoricum**	▶ bei schweren Entzündungen mit Zellzerfall	3–6

Mineralsalz Nr.	Wir wenden es an …	Tabl. tägl.
6 Kalium sulfuricum	▶ um die Ausscheidungs- und Entgiftungsvorgänge zu unterstützen; es dient einer »Generalreinigung« und insgesamt der Ausheilung entzündlicher Erscheinungen	**1–3**
7 Magnesium phosphoricum	▶ um die automatische Tätigkeit der Drüsen im Sinne von Entkrampfung und Druckminderung zu steuern *Es entfaltet seine öffnenden, lösenden Kräfte am besten, wenn es für sich allein gegeben wird.*	**10–20**
8 Natrium chloratum	▶ um die Lymphe zu entlasten und Toxine ausscheidungsfähig zu machen *Zur Dosierung siehe S. 54f.*	
9 Natrium phosphoricum	▶ bei Lymphdrüsenentzündungen aller Art, z. B. auch bei Brustdrüsenentzündung	**4–10**
10 Natrium sulfuricum	▶ unterstützend bei Stoffwechselschwäche und zur Ausscheidung von Giftstoffen aller Art	**1–6**
11 Silicea	▶ um bei entzündlichen Gewebsprozessen die Resorption und die Heilung zu unterstützen	**4–6**
12 Calcium sulfuricum	▶ um die Lymphe zu klären	**2–3**

Ein Kurbeispiel bei Mandelentzündung

morgens und vormittags	*nachmittags bis abends*	*vor dem Schlafengehen*
Nr. 3 – D3 – 6 Tabl.	Nr. 3 – D3 – 3 Tabl.	Nr. 7 – D3 – 6 Tabl.
Nr. 4 – D3 – 6 Tabl.	Nr. 4 – D3 – 6 Tabl.	Nr. 8 – D6 – 1 Tabl.
	Nr. 7 – D6 – 3 Tabl.	Nr. 9 – D3 – 1 Tabl.
		Nr. 11 – D12 – 1 Tabl.

Bei zunehmender Besserung immer öfters Silicea D12 einsetzen. Unterstützend sind besonders Bananen-Mixdrink (siehe S. 101), kühlendes Apfelkompott und der Saft der Roten Bete. Bettruhe einhalten!

Ein Kurbeispiel bei Lymphstau und schweren Beinen

morgens und vormittags	*nachmittags bis abends*	*vor dem Schlafengehen*
Nr. 3 – D3 – 3 Tabl.	Nr. 5 – D6 – 1 Tabl.	Nr. 1 – D3 – 3 Tabl.
Nr. 4 – D6 – 4 Tabl.	Nr. 7 – D6 – 1 Tabl.	Nr. 2 – D3 – 3 Tabl.
Nr. 7 – D3 – 3 Tabl.	Nr. 8 – D6 – 1 Tabl.	Nr. 7 – D3 – 3 Tabl.
		(über Nacht zusätzlich Umschläge machen!)

Die Salben verwenden! Umschläge mit den Salzlösungen machen. Unterstützend ist besonders Bananen-Mixdrink (siehe S. 101). Ruhe halten!

Ein Kurbeispiel bei Lymphdrüsenentzündung

morgens und vormittags	*nachmittags bis abends*	*vor dem Schlafengehen*
Nr. 3 – D3 – 6 Tabl.	Nr. 8 – D3 – 1 Tabl.	Nr. 3 – D3 – 3 Tabl.
Nr. 4 – D3 – 6 Tabl.	Nr. 9 – D3 – 3 Tabl.	Nr. 4 – D3 – 3 Tabl.
Nr. 7 – D6 – 3 Tabl.	Nr. 11 – D12 – 1 Tabl.	Nr. 11 – D12 – 1 Tabl.

Die Cremes verwenden und Umschläge machen! Unterstützend sind besonders: der Grapefruit-Bananen-Drink (siehe S. 157), Kiwis, Äpfel und Rote Bete.

Bei allen Lymphdrüsenentzündungen gilt strengstes Eiweißverbot!

7. Abwehr, Regeneration

Die Rote-Bete-Kur

Regenerieren und die Existenz sichern

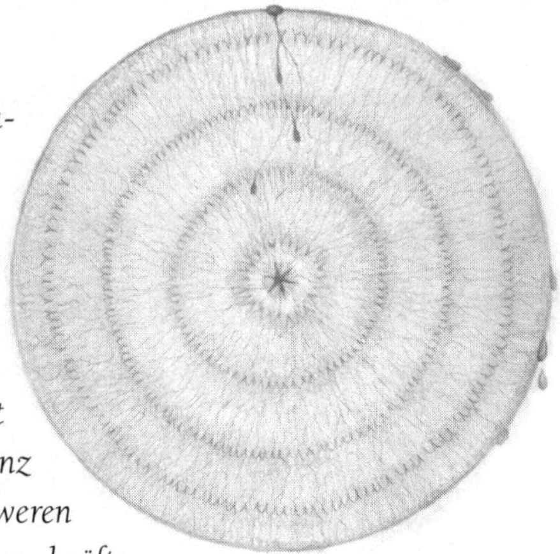

Die Rote Bete ist das Heilgemüse, das uns – besonders nach Schwächung oder Krankheit – die feurig antreibende Kraft vermittelt, unser Leben planvoll und neu geordnet zu gestalten. Die Rote Bete regeneriert unser Blut und hilft uns, besser für uns selbst zu sorgen, ganz besonders nach Erkrankungen, in schweren Lebensphasen oder nach schwächenden, kräftezehrenden Ereignissen. Ihre purpurrote Farbe verbindet uns mit Mutter Erde, wärmt unser Blut, gibt uns Kraft und Ausdauer, stärkt uns den Rücken und baut uns von innen her neu auf.

Wenn dann nach entsprechender Kurdauer und einem damit verbundenen Rückzug auf uns selbst die Kräfte wieder aufgefüllt sind, schenkt uns die Rote Bete den Aufbruchsgeist, mit dem wir neu beginnen. Die Phase des Kräfte-Auffüllens sollten wir klugerweise nutzen, um uns auch geistig und seelisch auszuruhen, unsere Sorgen zu entlassen, unser Wohnumfeld samt Kleiderschrank auszumisten, den Schreibtisch aufzuräumen und so überall Raum zu schaffen für Neues. Ist die Phase des Rückzugs und der Regeneration dann abgeschlossen, können die Inspirationen und neuen Ideen wie von selbst in uns hineinfließen.

Die Kur mit Roter Bete ist immer dann angebracht, wenn wir mit unserem Leben oder unserer Arbeit unzufrieden sind, wenn wir eine Situation innerlich gekündigt haben, uns aber einfach nicht einfallen will, wo wir mit der Veränderung ansetzen sollen.

Mit der Roten Bete das Kräftereservoir auffüllen

Die Rote Bete ist ein ausgesprochenes Heilgemüse. Sie enthält alle wichtigen Spurenelemente, die unser Körper benötigt. Ihre einzigartige Silizium-Nährstoff-Kombination wirkt entgiftend auf das Gehirn und kräftigt Bindegewebe und Haut, Gefäßwände und Knochen. Ihr Gehalt an Folsäure aktiviert die Aminosäure Methionin, einen potenten »Energie- und Fitnessspender«, und stimuliert Hormone, die für Glücklichsein und Wohlbefinden sorgen. Sie ist besonders reich an den das Immunsystem stärkenden Anthozyanen, die ihr die dunkelpurpurrote Farbe geben und uns vor den schädlichen freien Radikalen und Röntgenstrahlen schützen.

Außerdem wirkt sie gleich doppelt gegen Krebs, denn die in ihr enthaltenen Farbstoffe, die Anthocyane, sorgen für einen verbesserten Sauerstofftransport und schädigen Krebszellen enzymatisch. Schon reichlich Gründe, weshalb sie zur Vorbeugung auf keinem Speiseplan fehlen sollte!

Aber die Rote Bete kann noch mehr, denn für die verbesserte Ver-

Heilen mit der Roten Bete

Rote Bete als Rohgemüse oder Rohsaft ist bewährt

- zur Blutverbesserung, Blutbildung und Bluterneuerung,
- zur Verbesserung der Sauerstoffversorgung;
- bei allen Arten von Stoffwechsel-Erkrankungen, auch
- bei Gicht, Rheuma und Arthritis;
- um Grippe-Epidemien und Infektionskrankheiten vorzubeugen.
- Sie entschlackt und unterstützt Blutreinigungskuren.
- Sie entgiftet den Darm und sorgt für die Bildung von Magensäure,
- und sie wird dank ihres tumorfeindlichen Anthozyans begleitend in der biologischen Krebstherapie und
- bei Röntgen- und Strahlungsschäden durch ionisierende Strahlen eingesetzt.

sorgung mit Sauerstoff sorgt außerdem das im roten Farbstoff enthaltene Eisen, das die Erneuerung der roten Blutkörperchen anregt.

Alles in allem steht die Rote Bete für Auffüllen des Kräftereservoirs, für Regeneration, Vitalität, eine aktive Abwehr und lang anhaltende Jugendlichkeit.

Achtung! Rote Bete ist oftmals sehr stark nitratbelastet, weshalb auch hier gilt: nur Bioware kaufen!

Bewährte Heilkräfte

Die Rote Bete ist in der Volksheilkunde seit langem als blutbildend und blutverbessernd bekannt. Neben ihren vorbeugenden Wirkungen gegen Infektionskrankheiten und Epidemien stellt sie auch ein Heilmittel gegen Röntgenstrahlen und ionisierende Strahlenschäden dar (Wolfgang May). Wer sich also einer Strahlentherapie oder Chemotherapie unterziehen musste, sollte die aufbauenden und heilenden Kräfte der Roten Bete nutzen. Jeder, der einfach etwas für die Blutverbesserung tun will oder der eine Entgiftungs- oder Entschlackungskur durchführt, ist mit der Roten Bete optimal bedient!

Heilkräfte zur Erprobung

Rote Bete ist dem Gehirn und dem Nervensystem, dem gesamten Rücken und dem Sexualzentrum zugeordnet. Man könnte ihre Kraft bzw. Idee beinahe als »Nervenblut« bezeichnen. Da die Nerven wiederum mit der Haut in Zusammenhang stehen, verschönert und verfeinert die Rote Bete bei Gesunden das Hautbild. Außerdem kann sie natürlich auch bei Hauterkrankungen eingesetzt werden.

Allein schon mit ihrer Farbe wirkt sie blutbildend; hilft, festen Grund und Boden unter die Füße zu bekommen und die Existenz zu sichern. Wer sich schwach und ständig müde fühlt, zu niedrigen Blutdruck hat, Unterstützung für Herz und Kreislauf braucht; wer

Das Rohsalat-Vitalrezept von Roter Bete

Zutaten:

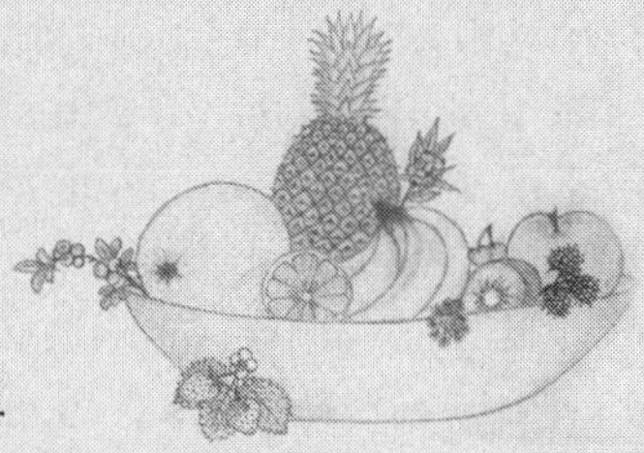

½ Rote Bete
125 g Joghurt
1 TL frischer Zitronensaft
1 TL Rotweinessig
1 TL Senf
etwas Kräutersalz und Pfeffer
½ Bund frische Kräuter

3 Tabl. Nr. 2 – Calcium phosphoricum D6
5 Tabl. Nr. 3 – Ferrum phosphoricum D3
5 Tabl. Nr. 5 – Kalium phosphoricum D6
5 Tabl. Nr. 11 – Silicea D12

So wird's gemacht: Zuerst die Salatsauce aus den angegebenen Zutaten zubereiten. Einen besonders cremigen Joghurt verwenden und eventuell mit 1 Esslöffel Sauerrahm anreichern. Die Kräuter (probieren Sie das Rezept auch einmal mit frischem Dill!) fein hacken und unter die Sauce ziehen. Nun erst die Rote Bete schälen, direkt in die Sauce hinein fein raspeln und sofort unterrühren, damit so wenig wie möglich Oxidation stattfindet.

Tipp für Berufstätige: Bereiten Sie sich eine doppelte Portion dieses Salates und nehmen Sie die zweite Hälfte am nächsten Tag mit zur Arbeit.

Aus den angegebenen Salzen bereiten Sie sich mit ¾ Liter heißem Wasser einen blutregenerierenden, kräftigenden Heildrink zu und trinken diesen über den Tag hinweg schluckweise.

sich einfach im Leben in seiner Existenzsicherung schwach und arm fühlt; wer schwanger werden will, aber schon Fehlgeburten hatte und dem werdenden Menschlein eine stabile und sichere Heimat bilden will – für den ist die Rote Bete ein Heilgemüse.

Für alle jene, die sich in Abhängigkeiten befinden (seien dies Süchte aller Art, Abhängigkeiten oder Co-Abhängigkeiten von Menschen), ist die Rote Bete der Star. Mit langsam zunehmender Eigenkraft und der Wertverschiebung vom Du zum Ich, mit der Lösung übertriebener Aufmerksamkeit vom Du und der Stärkung der Aufmerksamkeit für das Eigene durch die Rote Bete kann sich dann die Lösung aus Abhängigkeiten viel leichter vollziehen. Darauf aufbauend können sich neue Modelle von Beziehung und Partnerschaft leichter gestalten. Der Bereich der Sexualorgane wird durchwärmt, gefestigt und stabilisiert, was natürlich nicht nur Frauen, sondern genauso der männlichen Eigenständigkeit und Potenz zugute kommt.

Signale der Seele beim Burn-out-Syndrom

Manchmal geschieht es in unserem Leben, dass wir – ausgelöst durch Ereignisse, die unsere innere magische Schutzhülle durchbrechen – unsere Grundenergie verlieren. Dies kann die verschiedensten Ursachen haben: psychische Belastungen; Vergiftungen, z. B. durch Gifte in unserer Wohnumwelt, die schwerste Schäden anrichten können; Verlusterlebnisse; zu viel Arbeit bei zu wenig Ausgleich und noch vielerlei mehr. Oft sind es mehrere Auslöser, die zusammenkommen, die wir in ihrer Schädlichkeit nicht rechtzeitig bemerken und die uns schließlich mit dem Ausgebranntsein, dem Burn-out-Syndrom, konfrontieren. Jetzt *müssen* wir uns um uns selbst kümmern, weil einfach nichts mehr funktioniert.

Affirmation

Heute nehme ich meine Lebenskraft ganz neu an und beginne, meine existenzielle Sicherheit wieder aufzubauen. Ich stärke *jetzt* meine Würde und mein Wesen und sichere den Grund und Boden unter meinen Füßen als Basis dafür, mich aus Abhängigkeit zu lösen. Ich glaube an mich: *Ich werde es schaffen.*

Genau dieser Zusammenbruch trägt deshalb in seinem Innersten eine Perle, ein wundersames Geschenk: durch die erzwungene Beschäftigung mit uns selbst und die erforderliche Ruhe können wir Abstand nehmen von unserem alten Selbst; können entdecken, was uns fehlt zum Neuwerden; können umdenken; können wirklich das Neue beginnen, das in der Tiefe unserer Seele wartet. Ist man ausgebrannt, so mag daraus ein neuer Mensch entsteigen, dies ist *eine* Chance!

Eine bereits länger bestehende Kraftlosigkeit will uns ebenfalls darauf hinweisen, dass irgendetwas in unserer Art zu leben nicht stimmt. Dass es etwas zu verändern gilt. Und dass wir herausfinden sollten, was hier nicht stimmig mit dem Plan unserer Seele ist. Auch hierfür bedarf es der Ruhe, vielleicht einmal einiger Tage der Besinnung und des Rückzugs, vielleicht eines passenden Seminars, vielleicht einiger Tage Ferien. Lauschen wir der feinen Stimme in unserem Inneren und tun dann, was die Stimme uns rät, muss es womöglich nicht erst bis zum Ausgebranntsein kommen.

Auch eine *Abwehrschwäche* – sei diese nun eher körperlich und wirft sie uns aufs Krankenlager, oder sei sie seelisch und zieht dann Situationen und Menschen an, die uns überfordern – will uns da-

Affirmation

Heute erlaube ich mir eine Zeit der Ruhe und Regeneration, in der meine Grundkraft aufgefüllt wird. Ich entlasse alles, was »überholt« ist. So schaffe ich Raum für Inspiration und für all das, was sich in meinem Leben neu gestalten will.

rauf hinweisen, dass es gilt, sich nun zuerst einmal um uns selbst zu kümmern und unsere eigenen Kraftreservoirs aufzufüllen.

Antriebslosigkeit oder *Ruhelosigkeit* sind nur die beiden verschiedenen Seiten derselben Medaille: Die Seele macht auf sich aufmerksam, denn sie wünscht eine echte und dem inneren Wesen entsprechende Neuorientierung und Veränderung! Geben wir uns selbst diese Aufmerksamkeit, schenken wir uns selbst die neue Ordnung, die wir so schmerzlich vermissen! Tun wir es rechtzeitig, braucht's erheblich viel weniger Zeit und Energieaufwand, als ein Burn-out es von uns zwingend erfordert!

Die Farbe Purpurrot für existenzielle Regeneration

Mit purpurroten Stoffen waren in früheren Zeiten manchmal die Kinderwiegen ausgestattet, und wer diese Farbe für die Neugeborenen wählte, wusste, dass er damit dem Kind maximal erdende Vitalkraft zur Verfügung stellte. So ist denn purpurnes Rot eine Farbe des Kraftauffüllens mit alledem, was wir für unser Wirken auf diesem Planeten benötigen. Bei aller kraftvollen Aktivität, die in dieser Farbe enthalten ist, schenkt sie uns doch zugleich genau die Ruhe, derer wir bedürfen, und das eben genau so lange, bis unsere Kraftspeicher wieder aufgefüllt sind. Ist dies geschehen, verleiht sie uns die Flügel neuer Begeisterung für einen Neuaufbruch in die Welt!

Wie die Rote-Bete-Kur durchgeführt wird

Je nach beabsichtigtem Nutzen bzw. der Schwere der Erkrankung wählt man die Menge und Dauer der Rote-Bete-Anwendung. Die Rote Bete sollte kurmäßig täglich mindestens einmal verzehrt werden, wobei die weitaus stärksten Heilkräfte mit der Rohfrucht bzw. deren ausgepresstem Frischsaft verbunden sind. Zum Lösen aus Abhängigkeiten, bei Krebserkrankungen oder schwerer Blutarmut sind täglich ¼ bis ½ Liter Frischsaft angemessen.

Man sollte das Rote-Bete-Rezept möglichst allein und getrennt von den sonstigen Mahlzeiten anwenden, bevorzugt am späten Vormittag oder frühen Mittag oder/und am späten Nachmittag bzw. frühen Abend.

Was Sie beachten sollten

Während der Kur Fleisch, Wurst, Käse und stark säuernde Nahrungsmittel und Getränke meiden. Wenig und hochwertiges Eiweiß – Sauermilchprodukte, Joghurt, Molke, Soja, Tofu verwenden. Viel rohe Früchte, milchsaure Gemüse, Salate und Kräuter essen. Viele Wildkräuter verwenden. Immer wieder einmal einen Saftfasten- oder Obsttag einschalten.

Gut zu wissen

Bei schweren und insbesondere bei Geschwulsterkrankungen den Schlafplatz sowie alle »Lieblingsplätze« auf geopathische Störzonen überprüfen lassen und für Bett, Sessel und Schreibtisch einen anderen Platz finden. Entstörungsmaßnahmen reichen hier nicht aus!

Unterstützende Nahrungsmittel

Entgiftende Mandeln und enzymreiche Früchte wie Kiwis, reife Ananas und Papayas, die belastendes Eiweiß aufspalten können. Täglich das Teepilzgetränk Kombucha, aus grünem Tee hergestellt, trinken.

Die Mineralsalze zur Stärkung von Blut, Abwehr und zur Regeneration

Die wichtigsten Salze hierfür sind
Nr. 2 – Blutstärkungsmittel
Nr. 3 – Aktivierung der Blutbildung, Übertragung von Sauerstoff
Nr. 5 – Übertragung von Sauerstoff, Entgiftung
Nr. 8 – Blutbildung (zusammen mit Nr. 2 und 3)
Nr. 11 – Reinigung, Kräftigung, Neuaufbau von Zellen

Mineralsalz Nr.	*Wir wenden es an …*	*Tabl. tägl.*
1 **Calcium fluoratum**	▸ um Blut, Lymphe, Knochen, Sehnen, Bänder, Haut, Haare, Zähne und Fingernägel zu stärken, zu regenerieren und aufzubauen; um zugleich angegriffene Nerven und das »Nervenkostüm« zu stärken, unser Blut aktiver zirkulieren zu lassen und um eine erschlaffte Abwehrkraft zu verbessern	**1–5**
2 **Calcium phosphoricum**	▸ als Nähr-, Wachstums- und Rekonvaleszentenmittel wirkt es regulierend, straffend, zentrierend und stärkt, besonders mit Nr. 3, 4, 6 das Immunsystem; regenerierend nach grippalen und sonstigen Infekten ▸ als Blutregenerationsmittel bevorzugt bei Blutarmut, Blutleere, Bleichsucht. Es wirkt aufbauend nach Blutverlusten etwa durch Operationen, bei Nasenbluten und Bluten nach Zahnziehen	**4–12**

Mineralsalz Nr.	*Wir wenden es an …*	*Tabl. tägl.*
3 **Ferrum phosphoricum**	▶ bei Anämie, Bleichsucht, Konzentrationsmängeln, Erschöpfungszuständen, es regt die blutbildenden Gewebe an und verbindet Blutreinigung, Ausleitung von Schlacken und Müdigkeitsgiften mit der Aktivierung neuer Kräfte, dem Aufbau neuer Gewebe wie auch die Anregung des Stoffwechsels durch Abbau von durch den Stoffwechsel entstandenen Substanzen toxischer Belastungen, Viren und Bakterien	**10–20**
4 **Kalium chloratum**	▶ um des Blut zu reinigen, zu verflüssigen, beweglicher und damit vitaler zu machen ▶ bei Kreislaufschwäche; zur Embolievorbeugung ▶ zur Ausleitung von Impf-, Medikamenten- oder Narkosegiften, nach einer Vollnarkose mit anhaltenden Folgebeschwerden, wie Müdigkeit, Unwohlsein, schlechtem Geschmack, Verlust des Geruchs- oder Geschmackssinns, Vergesslichkeit oder anderen Folgen	**4–12**
5 **Kalium phosphoricum**	▶ um Ermüdungs- und Fäulnisgifte abzubauen; bei großer Erschöpfung, auch nach Krankheiten, Infekten, Grippe ▶ bei schwacher Blutzirkulation ▶ bei Suchtvergiftungen, bei septischen (blutvergiftenden) Zuständen und wenn der Organismus zusammenzubrechen droht, kann sich dieses Salz – in Minutenabständen gegeben – als lebensrettend erweisen!	**5–15**
6 **Kalium sulfuricum**	▶ um Abwehr und Regenerierung umfassend zu unterstützen und abzurunden	**1–3**
7 **Magnesium phosphoricum**	▶ um uns zu regenerieren, zu entspannen und zu lösen wie auch Körper, Gemüt oder Nerven zu erfrischen und anzuregen ▶ und zum Aufheitern, Ausgleichen, Beruhigen und Durchlichten	**10–20**

Mineralsalz Nr.	Wir wenden es an …	Tabl. tägl.
	Es kann die Wirkung anderer Salze unterstützen. Im Rahmen seiner lösenden, entspannenden Eigenschaften muss es jedoch als »heiße Sieben« allein gegeben werden.	
8 Natrium chloratum	▸ um uns bei der Neubildung von Zellen, vor allem auch der roten Blutkörperchen zu unterstützen. Als Stoffwechselmittel ist es zudem eines der besten Mittel gegen Blutarmut, welche neben der auffallenden Blässe allgemeine Erschöpfung, Ermüdung, Kurzatmigkeit mit Herzklopfen und Herzflattern zeigt ▸ sowie zur Stärkung aller Organe, des Herzens und Rückens und es schenkt neue Ausdauer *Zur Dosierung siehe S. 54f.*	
9 Natrium phosphoricum	▸ um durch seine entsäuernden Eigenschaften positiv auf die allgemeine körperliche Leistungsfähigkeit einzuwirken und schlechte Laune zu verbessern	**4–6**
10 Natrium sulfuricum	▸ um Stoffwechselprozesse zu beschleunigen, die Ausscheidungsvorgänge anzuregen; bei Abgeschlagenheit vor, während und nach einer Grippe ▸ um die Tätigkeit von Leber und Ausscheidungsorganen zu unterstützen und damit einen erheblichen Beitrug zur Abwehrkraft und Regeneration zu leisten	**6–10**
11 Silicea	▸ um aufgrund seiner ordnenden, schützenden, kräftigenden und kybernetisch vernetzenden Kräfte einen geordneten Neuaufbau und eine Regeneration der Zellen zu unterstützen ▸ um die Widerstandsfähigkeit generell und besonders auch gegen Reize aller Art zu erhöhen	**1–5**
12 Calcium sulfuricum	▸ um aufgrund seiner besonders auch psychisch umwälzenden Eigenschaften katalytische Prozesse zu unterstützen *Es passt gut zu Nr. 9 und 11, sollte jedoch mit diesen besser im Wechsel gegeben werden.*	**1–2**

Ein Kurbeispiel bei Blutarmut und Eisenmangel

morgens und vormittags	*nachmittags bis abends*	*vor dem Schlafengehen*
Nr. 3 – D6 – 3 Tabl.	Nr. 2 – D6 – 1 Tabl.	Nr. 3 – D6 – 3 Tabl.
Nr. 8 – D3 – 1 Tabl.	Nr. 3 – D6 – 3 Tabl.	Nr. 11 – D6 – 1 Tabl.
	Nr. 8 – D3 – 1 Tabl.	

Unterstützend sind besonders Rote Bete und frische Luft!

Ein Kurbeispiel zur Stärkung des Immunsystems

morgens und vormittags	*nachmittags bis abends*	*vor dem Schlafengehen*
Nr. 5 – D6 – 1 Tabl.	Nr. 3 – D6 – 1 Tabl.	Nr. 3 – D6 – 1 Tabl.
Nr. 6 – D6 – 1 Tabl.	Nr. 7 – D3 – 1 Tabl.	Nr. 4 – D6 – 1 Tabl.
Nr. 11 – D12 – 1 Tabl.		Nr. 11 – D6 – 1 Tabl.

Unterstützend sind besonders Rote Bete, Kiwis, Zitrusfrüchte sowie Ginseng- und Echinacea-Präparate aus der Apotheke.

Ein Kurbeispiel zur Regeneration nach Erkrankungen

morgens und vormittags	*nachmittags bis abends*	*vor dem Schlafengehen*
Nr. 2 – D6 – 1 Tabl.	Nr. 2 – D6 – 1 Tabl.	Nr. 7 – D12 – 3 Tabl.
Nr. 3 – D3 – 3 Tabl.	Nr. 3 – D3 – 3 Tabl.	Nr. 8 – D6 – 1 Tabl.
Nr. 8 – D6 – 1 Tabl.	Nr. 4 – D6 – 1 Tabl.	Nr. 11 – D6 – 1 Tabl.

Unterstützend sind besonders Sellerie, Karotten, Rote Bete, Bananen-Mixdrink (Rezept S. 101), Vollkornprodukte, genügend des vitalisierenden Sonnenlichts und, wenn irgend möglich, eine Luftveränderung: besonders heilsam wirken hier – je nach persönlicher Vorliebe – das Nord- und Ostseeklima sowie das Hochgebirge.

8. Infekte

Die Holundersaft-Kur

Widerstand aufgeben

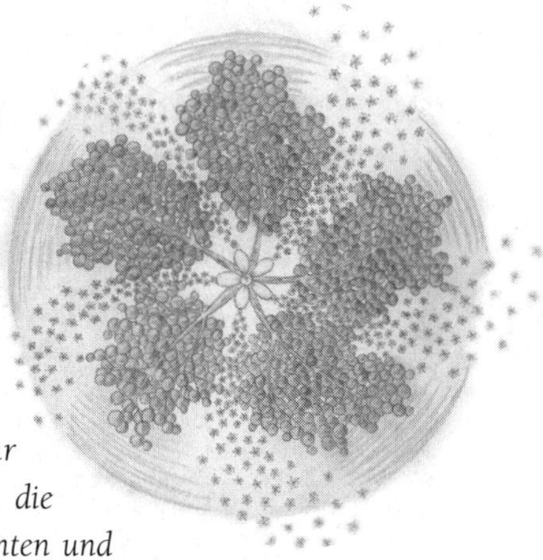

Wer einen Holunderbaum in seinem Garten stehen hat, besitzt damit eine lebendige Hausapotheke. Früher hieß es in ländlichen Gegenden: »Kommst du an einem Hollerbusch vorbei, so zieh den Hut vor ihm«! Heutzutage nehmen sich meist nur noch die modernen »Kräuterhexen« die Zeit, die Blüten des Holunders zu ernten und zu trocknen, um deren Wasser und Giftstoffe ausschleusende, schweißtreibende, abführende und bei Erkältung wirksamen Heilkräfte stets vorrätig zu haben. Dasselbe gilt für die Holunderbeeren, aus denen Saft und Gelee zubereitet wurde. Doch glücklicherweise können wir auch auf fertigen Holunderbeeren-»Muttersaft« aus dem Reformhaus zurückgreifen, der uns seine vielfältigen Heilkräfte zum Entgiften – nicht nur bei Erkältungen und Infekten – und zum Schmerzstillen schenkt, insbesondere auch bei Ischialgien und Neuralgien.

Achtung für alle, die selbst sammeln wollen! Der Schwarze Holunder – *Sambucus nigra* – muss beim Sammeln von seiner giftigen Schwester, dem Traubenholunder (*Sambucus racemosa*) und dem Zwergholunder (*Sambucus ebolus*) unterschieden werden! Zudem sind unreife grüne Beeren sowie alle noch grünen Teile des Schwarzen Holunders giftig! Selbst die reifen Beeren sind im Rohzustand giftig und dürfen nur gekocht verzehrt werden!

Mehr zum Holunder finden Sie in meinem Buch *Die Botschaft der Früchte.**

* Monika Helmke Hausen: *Die Botschaft der Früchte*, S. 172ff.

Mit Holunder Erkältungen, Infekten, Schmerzen und Nervenentzündungen begegnen

Kein Wunder, dass der Holunder sich heute wieder solcher Bekanntheit als Heilmittel erfreut. Denn Holunderbeeren enthalten ein ganzes Heilarsenal an Mineralstoffen, Vitaminen, Farb- und Aromastoffen, Fruchtsäuren, Gerbstoffen und Bitterstoffen. Heilsam und schützend für alle Zellen wirkt außerdem Selen, das hilft, die Abwehrkräfte zu stärken.

Neben den Vitaminen A, B und C wird Holunderbeeren vorbeugende Wirkung gegen Lungenentzündungen zugeschrieben.

Heilen mit Holunderbeersaft

- Der Saft der Holunderbeeren ist (nach Madaus' *Lehrbuch der biologischen Heilmittel*) mit großem Erfolg als schmerzstillendes Mittel und bei
- Neuralgien, insbesondere bei Trigeminusneuralgien und Ischialgien anzuwenden.
- Weiterhin kann sich Holunderbeersaft (eventuell zusammen mit Holunderblütentee) als schmerzstillendes, beruhigendes, heilsames Mittel erweisen
- bei Kopfschmerzen, Ohren- und Zahnschmerzen, Albdrücken und Herzbeschwerden,
- Rheuma, Gicht, Polyarthritis, Gelenkschmerzen und Schmerzen aller Art, dazu kann er bei Husten, Erkältung, Grippe,
- Ausschlägen, Blutarmut und
- zur Anregung der Nieren- und Blasentätigkeit nützlich sein.
- Durch seine entwässernde Fähigkeit unterstützt er Schlankheitskuren.

Der Holunder-Apfel-Heildrink

Zutaten:
30 ml Holunder-Muttersaft
50 ml Apfelsaft
1 Stück Zimtstange
ggf. mit ½ Glas Portwein
mischen

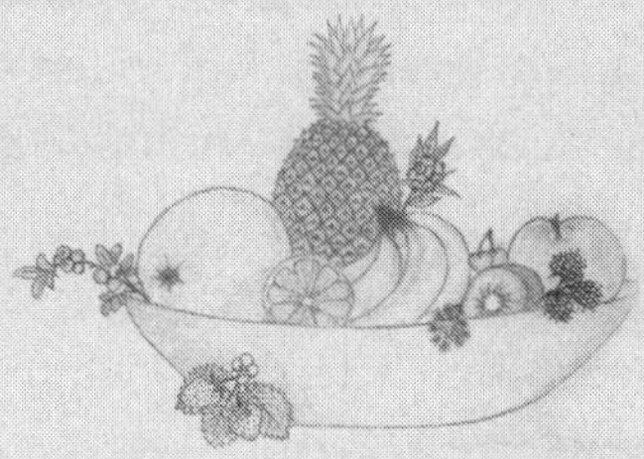

3 Tabl. Nr. 3 – Ferrum phosphoricum D6
5 Tabl. Nr. 7 – Magnesium phosphoricum D12

So wird's gemacht: Den Holundersaft zusammen mit dem Apfelsaft mischen, die Zimtstange zugeben und erhitzen. Bei Neuralgien hat sich die Kombination »Holundersaft und Portwein« sehr bewährt!

Aus den angegebenen Salzen können Sie sich mit 1 Liter Wasser einen zusätzlich unterstützenden Heildrink bereiten, oder Sie geben die aufgelösten Salze einfach direkt in den Holunder-Apfel-Drink.

Vitamin B1 hat einen günstigen Einfluss auf Nervenentzündungen und Kreislaufstörungen und ist hilfreich bei Übergewicht. Den Saft des Holunders kann man mit erhöhter Wirksamkeit gegen die altbekannte heiße Zitrone austauschen.

Zwei Prager Ärzte – Epstein und Jokel – wiesen (nach Madaus) die starke antineuralgische Wirkung von Holundersaft an insgesamt 48 Kranken mit langwierigen und schmerzhaften Trigeminusneuralgien nach. Die Erfolge waren erstaunlich: Erst kurz zuvor Erkrankte wurden nach Angaben der Ärzte innerhalb von 14 Minuten nach Einnahme des Saftes geheilt. Menschen, die schon länger unter der

Neuralgie litten, benötigten 3 bis 5 Tage. Ein geringer Alkohol-Zusatz von 20 Prozent verbesserte die Wirkung noch weiter. Vetlesen prüfte das Beschriebene nach, dehnte die Forschung auch auf andere Neuralgien aus und sah bei 13 Fällen von Ischialgie sehr gute Erfolge. Er gab 2-mal täglich je 30 Gramm Beerensaft und dazu 10 Gramm Portwein und heilte damit akute Fälle in 8 bis 17 Tagen. In Fällen von rezidivierender (immer wiederkehrender) Neuralgie stellte er fest, dass spätestens nach 23 Tagen vollständige Schmerzlosigkeit und dauernde Ausheilung eintreten. Sogar bei einem Patienten, der 16 Jahre lang an Ischialgie gelitten hatte, trat eine bedeutende Besserung ein. Auch von französischen Ärzten wurde der Holunder mit gutem Erfolg angewandt und dies bei Patienten, die schon alle schmerzstillenden Mittel bekommen hatten und die wegen ihrer ständig zunehmenden Schmerzen der Verzweiflung nahe waren.

Signale der Seele bei immer wiederkehrenden Infekten

Vielleicht mögen Sie einmal darüber nachsinnen, was Ihre Seele wohl meinen könnte, wenn sie raunt: »Besinne dich auf die dir selbst innewohnende Heilkraft, besinne dich auf die vielerlei Heilkräfte der Natur. Lass die Fremdbestimmung los, der du selbst die Macht gibst, über deine Gesundheit, deine Krankheiten, dein Leben zu bestimmen. Gib deine Widerstände gegen dein eigenes inneres Wissen auf und besinne dich auf *deine* schöpferische Kraft und Magie! Verlass dich weniger auf andere, dafür mehr auf dich selbst!«

Schwarzviolett für Tragkraft und Widerstandsfähigkeit

Die beinahe schwarze, tiefdunkelblau-violette Farbe der Holunderbeeren signalisiert uns Beständigkeit, Schutz, Tragkraft, Sicherheit.

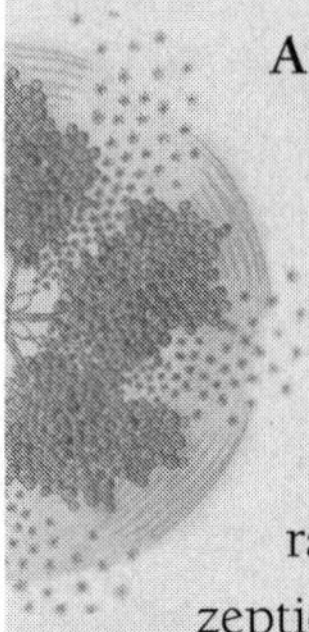

Affirmation

Heute gebe ich meine bewussten und unbewussten Widerstände gegen mein Leben, meinen Körper, meinen Geist und meine Seele, meine Umwelt, meine derzeitigen Verhältnisse und meine Mitmenschen auf. Heute glaube ich an mich – daran, dass ich okay bin, wie ich gerade bin. Heute akzeptiere ich mich in allem.

Heute glaube ich an mich und an die mir innewohnende Heilkraft.

Heute halte ich es für möglich, dass meine Beschwerden und Schmerzen geheilt werden. Ich bin voller Dankbarkeit.

Es sind die Kräfte der Erde, die hier ausgedrückt werden und die uns helfen, diesen Bereich in uns zu akzeptieren und zu stärken. Haben wir Schmerzen, Entzündungen oder Infektionen, so wollen wir uns auf uns selbst zurückziehen und im Schutz unseres Heims der Erkrankung begegnen ... so lange, bis wir kräftig genug sind, wieder in die Außenwelt hinein aufzubrechen. Der Holunder umsorgt uns mit seinen starken mütterlichen Armen und schenkt uns den Schutz vor den dunklen Kräften, den wir gerade benötigen.

Wie die Holundersaft-Kur durchgeführt wird

Der Beerensaft des Schwarzen Holunders ist nicht nur zum Entgiften bei Infekten und zur Unterstützung von Kuren zum Abnehmen nützlich, sondern hat sich (nach Madaus) vor allem als wirksames Schmerzmittel, besonders bei Neuralgien erwiesen. Die wirksame

Dosis wird von Madaus nach verschiedenen Quellen von 20 Gramm bis 2-mal 30 Gramm des Beerensaftes täglich angegeben.

Ich würde Holundersaft allerdings aufgrund seiner (meines Wissens wissenschaftlich bisher nicht nachgewiesenen) stark wirksamen Kräfte nicht länger, als für den beabsichtigten Kurerfolg notwendig, einnehmen.*

Unterstützende Nahrungsmittel

Äpfel, Bananen, Mandeln, Honig, etwas Portwein, echte Bourbon-Vanille, Zimt, Nelken, Aprikosen und natürlich die jeweils passenden Schüßlersalze, insbesondere Nr. 3 und 7.

Gut zu wissen

Manchmal sind wir in unserem Leben an einem Punkt angelangt, wo es für uns besser ist, wenn wir aufhören, Widerstand zu leisten, und einfach alles in göttliche Hand legen. Durch solches Zulassen kann es geschehen, dass wir einen Weg für neue Erfahrungen freimachen, dass uns ganz Neues und Heilsames begegnet, wo wir zuvor immer wieder gegen Wände gerannt waren.

* Monika Helmke Hausen: *Die Botschaft der Früchte*, S. 172ff.

Die Mineralsalze bei Erkältungskrankheiten und Beschwerden der Atmungsorgane

Die wichtigsten Salze hierfür sind
Nr. 3 – Infektabwehr
Nr. 4, 5, 9, 10 – leiten Toxine aus
Nr. 6 – unterstützt die Abwehrkräfte
Nr. 8 – entwässert

Mineralsalz Nr.	*Wir wenden es an …*	*Tabl. tägl.*
1 **Calcium fluoratum**	▸ bei Kratzen im Hals, Schluckbeschwerden, Kitzelhusten, chronisch entzündeten Luftwegen und Bronchitis; bei Kindern zur Rachitisvorbeugung; bei chronisch vereiterten Stirn- und Nasennebenhöhlen, verstopfter Nase mit Borkenbildung, Ohrenentzündungen sowie Katarrhen und Entzündungen aller Art (bevorzugt an allen Körperöffnungen oder am Haaransatz)	3–6
2 **Calcium phosphoricum**	▸ bei nervöser Heiserkeit, Kitzelhusten, rauer und heiserer Stimme, chronischer Heiserkeit (besonders bei Kindern) ▸ bei Entzündungen und Fieber, chronisch vergrößerten, geschwollenen Mandeln; zur Regenerierung nach grippalen und sonstigen Infekten; bei Kindern zur Rachitisvorbeugung	2–8
3 **Ferrum phosphoricum**	**als Notfallmittel, Fieber-, Schmerz- und Wundmittel und als Mittel, das bei jeder Art von Infekten (mit)gegeben wird!** Wenn die ersten Anzeichen eines Infekts erkennbar werden, trinkt man sofort ein großes Glas heißes Wasser oder Lindenblütentee mit einigen darin aufgelösten Tabletten dieses so wunderbar heilsamen Lebenssalzes, bei Bedarf mehrmals hintereinander. Wenn Infektionen grassieren und die Kinder mit spitzen weißen	5–20 und mehr

Mineralsalz Nr.	*Wir wenden es an …*	*Tabl. tägl.*
	Nasen nach Hause kommen, gibt man ihnen ebenfalls sofort einen heißen »Ferrum-Drink«. Dann kann man schnell eine Verbesserung des Allgemeinzustandes feststellen. Nr. 3 entfaltet als heißer Mineraldrink seine intensivste und schnellste Wirkung. Es kann je nach Mangelzustand auch hoch dosiert (5–10 Tabletten pro Drink, 3-mal täglich) sowie in Notfallsituationen, bei Entzündungen, akuten Infekten noch öfter (sogar alle 2 Minuten) genommen werden. Kehren die Kräfte zurück, wird die Dosierung wieder entsprechend herabgesetzt. Weiterhin verwenden wir es ▸ für den Abbau toxischer Belastungen; gegen Viren und Bakterien; bei beginnenden entzündlichen Prozessen, leichtem Fieber (Fieber wird nicht unterdrückt, sondern überflüssig – bei hohem Fieber siehe Nr. 5) ▸ bei Erkältungen, Infektionskrankheiten, Hals-, Augen-, Ohren-, Mandel- und Lungenentzündung, Husten, Katarrh, Bronchitis sowie bei Blasen- und Nierenentzündung *Es wird zu jeder Heilung benötigt und unterstützt alle anderen Salze.*	
4 **Kalium chloratum**	▸ bei allen Schleimhaut- und Lymphknotenentzündungen und -schwellungen, Entzündung von Lunge, Rippenfell, Schleimbeutel, Hals, Mandeln und Ohren; bei Bronchitis und Asthma, Katarrhen, Stockschnupfen, chronischen Erkältungen, Heiserkeit, Kieferhöhlenvereiterung, Geschwüren im Rachenraum, Soor, Krupp, Pseudokrupp, Frostbeulen, Blasenentzündung (auch zur Stärkung der Nieren) und Kinderkrankheiten	**3–9**
5 **Kalium phosphoricum**	▸ bei nervösem Asthma, schweren und längeren Fieberzuständen; bei Erschöpfung nach (schweren) Krankheiten und Grippe	**1–14**

Mineralsalz Nr.	Wir wenden es an …	Tabl. tägl.
	▸ zur Übertragung von Sauerstoff, Infektabwehr, Entgiftung, Durchlichtung und damit zur Erleichterung der Beschwerden ▸ als das Fiebermittel bei über 38,5 Grad Achselhöhlentemperatur (es unterdrückt das Fieber genauso wenig wie Nr. 3, vielmehr verhindert es, dass der Gewebszerfall – und damit das Fieber – weiter voranschreitet)	
6 **Kalium sulfuricum**	▸ beim dritten Grad der Entzündung, besonders von Schleimhäuten, Lunge, Kehlkopf, Augen, Nieren und Blase sowie der Stirnhöhle und der Nasennebenhöhlen ▸ bei Krupp, Pseudokrupp, Keuchhusten (im letzten Stadium), chronischer Bronchitis, Asthma, Katarrhen; zur Ausheilung von Entzündungen und um Krankheitsstoffe über Haut und Schleimhäute auszuscheiden	**1–3**
7 **Magnesium phosphoricum**	▸ zum Entspannen und Öffnen der von Infekten betroffenen Zellen und Gewebe, z. B. bei verstopfter Nase oder verstopften Ohren ▸ bei Keuchhusten (D12 bewährt, besonders nachts), Bronchialasthma (besonders nervösem), Erstickungsanfällen und Krampfhusten	**5–10**
8 **Natrium chloratum**	▸ bei Augen-, Bindehautentzündung, tränenden Augen, Ohrenbeschwerden und -entzündungen, juckendem und wässrigem Schnupfen (mit *Zincum metallicum* D6); verstopfter, wunder Nase; Verlust des Geruchs- und/oder Geschmackssinnes, Rauigkeit und Kratzen in Hals, Rachen und Kehle (Kitzel-)Husten; bei Heufieber und Heuschnupfen ▸ bei Blasenkatarrh, brennenden Blasenbeschwerden und Nierenentzündung *Zur Dosierung siehe S. 54f.*	

Mineralsalz Nr.	Wir wenden es an …	Tabl. tägl.
9 Natrium phosphoricum	► bei Nieren- und Blasenentzündung, Lymphdrüsen- und Mandelschwellung, Eiterungen und Schnupfen bei Kindern ► zur Hilfe bei der Entsäuerung des sich reinigenden Stoffwechsels und zur Bereinigung auf zellularer Ebene	**1–4**
10 Natrium sulfuricum	► bei Abgeschlagenheit vor, während und nach Grippe; lockerem, jedoch sehr schmerzhaftem Husten – auch der Kinder (D12) –, Schnupfen, Bindehautkatarrh, -entzündung, Augenentzündung, Ohrenbeschwerden, Nierenerkrankungen, Blasenentzündung ► als Stoffwechsel- und Entgiftungsmittel	**1–6**
11 Silicea	► bei Heiserkeit; erschütterndem, bellendem Husten; Bronchitis, juckender Nasenspitze, Mandelentzündung, Bindehaut- und sonstigen Augenentzündungen und -erkrankungen, Ohrgeräuschen und -entzündungen, Zerschlagenheitsschmerz, schlaffen Muskeln und Phantomschmerzen ► hilft mit beim Reinigen und Entsäuern des Zellmilieus und bei der Neustrukturierung der Zellen	**1–3**
12 Calcium sulfuricum	► bei Entzündung und Schwellung der Schleimhäute mit Eiterung, z. B. im Rachenbereich; bei Hals-, Mandeln-, Augen-, Ohren- und Nasenkatarrhen; Mandel- und anderen Abszessen (nach der Eröffnung) ► Husten mit Auswurf, Schnupfen und laufender Nase bei Kindern	**3–5**

Ein Kurbeispiel zur Vorbeugung und bei nahender Erkältung

morgens und vormittags	*nachmittags bis abends*	*vor dem Schlafengehen*
Nr. 3 – D3 – 5 Tabl.	Nr. 3 – D3 – 10 Tabl.	Nr. 3 – D3 – 1 Tabl.
Nr. 4 – D6 – 2 Tabl.	Nr. 7 – D6 – 3 Tabl.	Nr. 11 – D6 – 1 Tabl.

Unterstützend sind besonders heiße Zitrusgetränke und ein Echinacea-Präparat aus der Apotheke.

Ein Kurbeispiel bei grippalem Infekt mit leichtem Fieber

morgens und vormittags	*nachmittags bis abends*	*vor dem Schlafengehen*
Nr. 3 – D3 – 5 bis 10 Tabl.	Nr. 3 – D3 – 5 bis 20 Tabl.	Nr. 3 – D3 – 1 Tabl.
Nr. 4 – D6 – 3 bis 6 Tabl.	Nr. 7 – D6 – 6 bis 12 Tabl.	Nr. 6 – D3 – 1 Tabl.
Nr. 7 – D6 – 3 bis 10 Tabl.	Nr. 10 – D6 – 3 bis 6 und mehr Tabl.	Nr. 11 – D6 – 1 Tabl.

Unterstützend sind besonders »heißer Apfel-Holunder-Punsch« (siehe S. 196), Himbeerblättertee oder ein Himbeeressig-Getränk.

Ein Kurbeispiel bei Infekt mit hohem Fieber

morgens und vormittags	*nachmittags bis abends*	*vor dem Schlafengehen*
Nr. 3 – D3 – 5 bis 10 und mehr Tabl.	Nr. 3 – D3 – 5 bis 10 und mehr Tabl.	Nr. 3 – D3 – 1 Tabl.
Nr. 5 – D6 – 5 bis 10 und mehr Tabl. notfalls alle 2 bis 5 Minuten!	Nr. 5 – D6 – 5 bis 10 und mehr Tabl. notfalls alle 2 bis 5 Minuten!	Nr. 4 – D6 – 1 Tabl.
Bei Schnupfen noch Nr. 4 – D6 – 3 bis 6 Tabl.	*Bei Bedarf noch* Nr. 4 – D6 – 4 bis 8 Tabl.	Nr. 6 – D3 – 1 Tabl.
und Nr. 7 – D6 – 3 bis 10 Tabl.	*und zum Lösen* Nr. 7 – D6 – 6 bis 12 Tabl.	Nr. 11 – D6 – 1 Tabl.

Unterstützend sind besonders Wadenwickel.

9. Bewegung
Die Apfel-Kur
Sich an lebendiger Beweglichkeit erfreuen

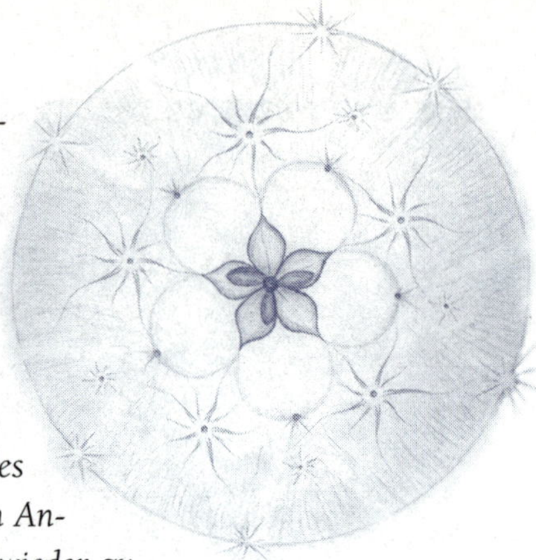

Wer kennt nicht den Apfel, mit dem Eva Adam versuchte? Die zahlreichen symbolischen Bedeutungen des Apfels in Sagen, Mythen, Märchen, Brauchtum und Kunst zeigen die besondere Stellung des Apfels im Reich der Früchte und als Helfer des Menschen. Jedenfalls hilft er uns, den Anschluss an unseren inneren Frieden wieder zu bekommen, wenn wir gestresst, unausgeglichen oder nervös sind, und schenkt uns – neben seinen zahlreichen reinigenden und heilenden Eigenschaften – ein ausgeglichenes und humoriges Gemüt.

Die vielerlei Heilkräfte des Apfels haben stets etwas mit dem Fließen von existenzieller Lebensenergie zu tun. Wenn wir Humor haben, sind wir im Lebensfluss, und unsere inneren Säfte fließen ebenfalls. Nicht umsonst ist das Wort Humor aus dem Lateinischen entlehnt und heißt »Flüssigkeit oder Saft«. Wenn die »Säfte« in uns fließen, sind wir gesund … auf diesem Gedanken baute das gesamte Heilsystem der Humoralpathologie, z. B. auch die Hildegardmedizin, auf. Lassen wir also den Apfel seine durchströmenden und humorigen Eigenschaften in uns entfalten! So nützt er Herz, Kreislauf und Blutgefäßsystem, dem Fließsystem der Lymphe, der Haut und dem »Nervenkostüm« wie auch den Gelenken als Lenk- und Reglerstationen für den Fluss der Lebenskraft.

Wer regelmäßig Äpfel isst, wird seltener krank, bekommt seltener Infektionen der Atemwege und ist allgemein ein ausgeglichenerer Zeitgenosse. Dass dies früher allgemein bekannt war, bezeugen die Sprichwörter: »Ein Apfel am Tag, mit dem Arzt keine Plag« und »Ein Apfel zur Nacht, den Arzt zum Bettler macht«.

Achtung! Während der gesamten Wachstums- und Reifezeit werden Äpfel mit Gift- und Schadstoffen behandelt, gespritzt und zuletzt oft mit Schellack, Wachs und Harzen überzogen! Diese Lebensmittelgifte können sich in Geweben und Organen, z. B. der Leber, anreichern und Allergien, Hautausschläge und Verdauungsstörungen hervorrufen und so besonders Kindern und geschwächten Menschen schaden. Verwenden Sie deshalb, zumindest für Ihre Heilkur, nur Äpfel vom Biobauern!

Mit dem Apfel Säuren und Gifte ausschwemmen und die Beweglichkeit der Gelenke verbessern

Äpfel haben eine hohe Konzentration an Vitamin C, das zudem durch die eigenen Bioflavonoide vor Oxidation geschützt ist.

Äpfel bestehen bis zu 30 Prozent aus Pektin, welches metallische

Heilen mit dem Apfel

- Äpfel wirken entgiftend und keimtötend und sind Helfer
- bei Durchfall,
- Magen-Darm-Entzündungen,
- Darminfektionen und
- Verstopfung.
- Sie senken den Cholesterinspiegel, die Blutfettwerte und den
- Blutdruck,
- stärken das Immunsystem,
- Herz und Kreislauf, kräftigen schwache Venen und Gefäße und
- sind nützlich bei Arthritis, Gicht, rheumatischen und Gelenkerkrankungen.

Gifte bindet und senkend auf Cholesterin- und Blutfettwerte wirkt. Sie enthalten einige hundert Wirkstoffe, die unser Immunsystem stärken, für gute Verdauung sorgen und den Apfel zu einem vollständigen, Energie spendenden Lebensmittel machen. Ihr hoher Kaliumgehalt, der notwendig ist für Übertragung von Nervenreizen, Nierenfunktion und Muskeltätigkeit, unterstützt außerdem die Regelung des Wasserhaushalts. Malic- und Tartarinsäuren machen sich stark gegen Bakterienansammlungen und Fermentbildung im Darm.

Die Apfelschale enthält besonders viele ungesättigte Fettsäuren, Magnesium, Eisen und Carotine. Äpfel lösen Harnsäure, scheiden Gifte aus und helfen mit, die Beweglichkeit der Gelenke zu verbessern.

Als Kinder besuchten mein Bruder und ich oft meine Großmutter, die wir sehr liebten. In ihrer guten Stube befand sich ein großer grüner Kachelofen. Oft wurden wir bei unserer Ankunft schon vom Duft unvergessener, herrlicher Bratäpfel begrüßt. Heute gibt es nur noch selten Kachelöfen. Deshalb hier ein Schnellrezept des nicht nur bei Kindern und in weihnachtlichen Zeiten so beliebten Bratapfels. Es hat den großen Vorteil, dass man es jederzeit schnell zubereiten kann, ohne dass gleich der Elektroherd angeheizt werden muss.

Vielleicht mögen Sie sich für dieses vielseitig heilsame, Harnsäure ausscheidende, die Beweglichkeit verbessernde, nervenentspannende und das Gemüt ausgleichende Rezept ein beschichtetes Stieltöpfchen mit Glasdeckel anschaffen? So können Sie Ihren Äpfeln beim Braten zusehen, während Sie sich Ihren Nachmittagskaffee zubereiten! Nebenbei wirkt diese Kombination – Kaffee und Bratapfel – enorm entgiftend! Denn der in Naturheilkreisen oftmals so verpönte Kaffee hat nun einmal – jedenfalls, wenn sein Genuss

Das entspannende Bratapfel-Schnellrezept

Zutaten:

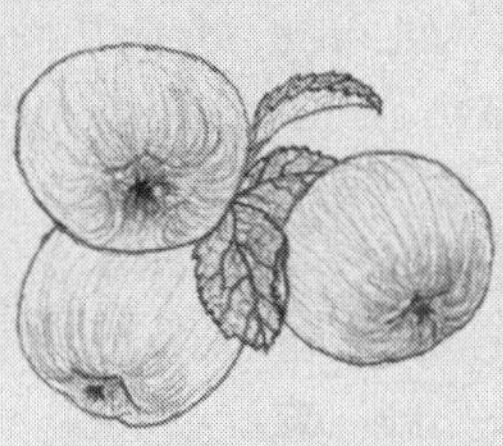

2 Äpfel
3 EL Wasser
4 EL Heidelbeer-Muttersaft
½ TL Honig
1 Prise Zimt

10 Tabl. Nr. 7 – Magnesium phosphoricum D6
1 Glas Bio-Apfelsaft

So wird's gemacht: Die Äpfel, am leckersten und geeignetsten ist die Sorte »Boskop«, gut waschen und im Ganzen in ein Stieltöpfchen setzen. Das Wasser zugeben, den Deckel schließen und auf kleiner bis mittlerer Heizstufe ca. 10 Minuten garen lassen. In dieser Zeit sollte das Wasser verdampft sein, die Äpfel beginnen zu zerfallen und bräunen etwas am Boden des Topfes. Natürlich können Sie Ihre Bratäpfel jetzt genießen, wie sie sind!
Wollen Sie ein Übriges tun, so geben Sie zuletzt noch den Heidelbeer-Muttersaft zu, den Sie mit Honig süßen und mit Zimt würzen und gerade nur warm werden lassen. Guten Appetit!

Und noch entspannender: Anstelle des Kaffees den mit etwas Wasser verdünnten Apfelsaft erhitzen und 10 Tabletten Nr. 7 darin auflösen. Langsam schluckweise genießen und die lösenden, entstressenden Eigenschaften spüren!

nicht übertrieben wird – auch eine ganze Reihe medizinisch wirksamer Kräfte! So können Sie Ihre Apfelkur also mit allerlei Genüsslichem verbinden!

Bewährte Heilkräfte

Äpfel erfrischen, haben einen guten Sättigungswert und dämpfen den Appetit, was ihre kurmäßige Anwendung leicht macht. Sie entspannen, beruhigen, kräftigen die Nerven und sind hilfreich bei Nervosität und Schlaflosigkeit, Kopfschmerzen und Migräne. Sie sind seit langem bei Beschwerden des Verdauungssystems bewährt. Geriebene rohe Äpfel wirken nicht nur bei Kleinkindern normalisierend sowohl bei Verstopfung als auch bei Durchfall, Darmkatarrh und Darmkolik.

Äpfel kräftigen das Zahnfleisch und reinigen den Darm, fördern und regulieren die Verdauung, lösen und scheiden Harnsäure aus. Äpfel täglich gegessen, senken den Cholesterinspiegel und die Blutfettwerte. Sie stabilisieren den Blutzuckerspiegel, kräftigen Venen und Gefäße und sind nützlich bei Herz- und Gefäßkrankheiten. Für Haut und Schleimhäute sind Äpfel ebenfalls zu empfehlen. Im Tierversuch wurde nachgewiesen, dass Äpfel dem Krebswachstum entgegenwirken.

Der Gerbsäuregehalt des Apfels hemmt das Wachstum von Bakterien und fördert so das Abheilen von Darmerkrankungen. Äpfel helfen bei Entzündungen der Magenschleimhaut und bei Beschwerden von Leber, Gallenblase, Nieren, Harnwegen und Darm,

Heißer Apfel-Holunder-Punsch

Zutaten:

1 Flasche Apfelsaft
½ Flasche Holundersaft
1 Glühwein-Gewürzbeutel

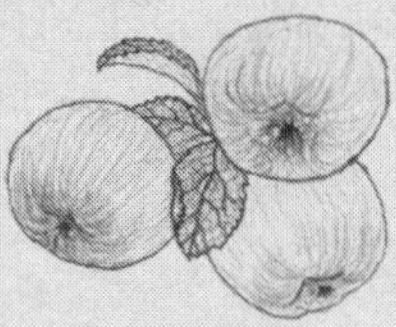

So wird's gemacht: Die beiden Säfte mit dem Gewürzbeutel sachte erhitzen und 15 Minuten ziehen lassen. Heiß genießen.

bei Stoffwechselkrankheiten wie Gicht, Diabetes, Wassersucht und Übergewicht. Äpfel wirken entzündungshemmend, keimtötend, entgiftend und desinfizierend, harnsäurelösend, entwässernd, mild abführend und heilsam im Grunde auf alle Organe und Fließsysteme. Apfelsaft tötet infektiöse Viren ab und ist hochwirksam, z. B. gegen Polioviren (Erreger der Kinderlähmung).

Die heilenden Kräfte des Apfels durchströmen den Körper und zugleich unser Gemüt und unser Denken mit neuer Lebenskraft. Eine Apfelkur kann unsere ganz spezielle Art, Mensch zu sein, wirklich von Grund auf ausgleichen und erneuern!

Signale der Seele bei Einschränkung der Beweglichkeit

Bewegung ist Leben, ist Schöpfertum, ist Freude, ist Glück. Ja, sich beispielsweise laufenderweise in der Natur zu bewegen schüttet nicht nur Glückshormone aus, sondern ist Lebensfreude an sich. Alles, was lebt, bewegt sich.

Und so sollten wir es, wenn wir unter eingeschränkter Beweglichkeit leiden, vielleicht einmal einer Betrachtung unterziehen, in welchen Bereichen unser Leben stagniert und wo und warum es uns an Glück und Lebensfreude fehlt. Tagebuchschreiben wie das Bewusstmachen und Auflösen oft unbewusster lebenserschwerender Programme durch Psycho-Kinesiologie sind hierfür sehr nützlich!

Der Apfel hilft uns jedenfalls mit seiner speziellen Energie-Durchflutung und eignet sich zudem hervorragend für eine entsprechende Meditation. Bei einer solchen Apfel-Mediation kann es durchaus sein, dass Ihre Bewegungseinschränkung verbessert oder Ihre Schmerzen gelindert werden! Probieren Sie es doch einfach einmal

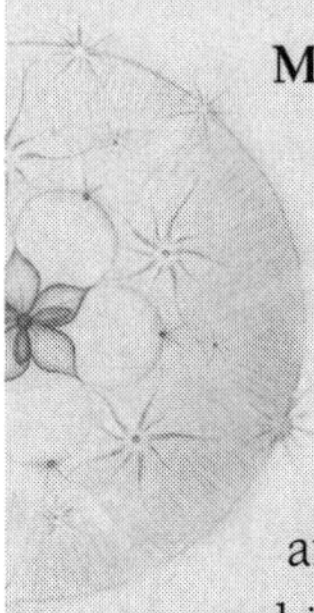

Meditation

Ich öffne mich den heilsam fließenden Kräften des Apfels. Ich bin *jetzt* ganz auf dieses Fließen eingestimmt.

Die Ströme der Heilkraft ergießen sich *jetzt* auch in die Bereiche meines Körpers, die dieses Fließen am meisten benötigen. Ich atme die Heilkraft ein … und ich atme aus, was mir zu viel war und mich belastet hat. Ich begleite mit meinem Atem die alles durchströmende Heilkraft. Ich bin *jetzt* allüberall durchströmt von heilsamer Lebenskraft. Auch meine Gelenke öffnen sich diesem Lebensstrom und sind *jetzt* leicht und frei.

Ich fließe mit dem Leben in mir und bewege mich voller Lebendigkeit.

Ich danke für die strömende Lebenskraft, die der Apfel für mich bereithält. Meine Zellen erinnern sich an seine wundervolle Lebendigkeit und nehmen die Heilkraft voller Freude an.

OM

Affirmation

Ich bin im Fluss mit allem Leben … alles Leben fließt in mir.

aus! Verbinden Sie die Kräfte des Apfels mit denen der heilsamen Mandelmilch und mit passenden Schüßlersalzen sowie entsprechenden Schüßlersalze-Creme-Anwendungen und Umschlägen, dann tun Sie eine ganze Menge dazu, dass es Ihnen besser geht.

Nehmen Sie doch einmal einen Apfel in beide Hände, setzen Sie sich bequem hin, schließen Sie die Augen und öffnen Sie sich für seine heilsamen Energieströme …

Leuchtendes, glitzerndes Apfelweiß

Das Licht strahlende Weiß der Äpfel nimmt, je nach Apfelsorte, vielerlei Farben an: gelblich, cremefarben, grünlich oder rosé. Gleichgültig wie seine spezielle Tönung nun aussehen mag, die kühl erfrischende Kraft eines Apfels leuchtet uns stets entgegen, wenn wir in ihn hineinbeißen oder ihn aufschneiden, und sie hat etwas Leuchtendes und Erquickendes an sich.

Wie wäre es, wenn wir uns immer einmal mit seinem Licht verbinden und es wie eine Quelle betrachten würden: einen Urquell der Schöpfung, des Wissens und gleichzeitig der Reinigung und der Entgiftung. Wer das ausprobiert, wird feststellen, dass wir im reinigenden Licht eines Apfels unser inneres Wissen stärken und das zellulare Bewusstsein anregen können, so dass wir leichter herausfinden, was uns in einer problematischen geistigen, körperlichen oder seelischen Situation gut tut.

Mit einem Apfel in beiden Händen zu meditieren kann uns jedenfalls erstaunliche Heilungsphänomene bescheren, es stärkt unser ganzheitliches, höheres Wissen und lässt uns leichter Anschluss an unsere Engel und inneren Kräfte finden.

Wie die Apfel-Kur durchgeführt wird

Es gibt vielerlei Möglichkeiten, leckere Äpfel regelmäßig in seinen täglichen Ernährungsplan einzubauen, z. B.:

- morgens nüchtern und vor dem Mittagessen je einen Apfel essen
- von morgens bis mittags nur Äpfel essen und dazu einen Mineraldrink trinken
- eine halbe Stunde vor jeder Mahlzeit und vor dem Schlafengehen einen Apfel verzehren

Und es gibt vielerlei Möglichkeiten, mit Äpfeln und Schüßlersalzen zu kuren:

- Wie wäre es, wenn Sie sich einen Tag in der Woche für die innere und äußere Schönheit, für Reinigung, Entgiftung und zunehmende Beweglichkeit reservieren? An diesem Tag werden dann nur Äpfel verzehrt, es wird Apfelsaft getrunken oder die unten angegebenen Kuren durchgeführt.
- Oder: Ihre Gesundheit, Beweglichkeit und Schönheit profitieren enorm, wenn Sie sich zu jedem Monatsbeginn – oder (noch stärker entgiftend) an jedem zweiten Tag nach Vollmond beginnend – für 2 bis 3 Tage eine Apfel-Kartoffel- oder Apfel-Reis-Entgiftungskur angewöhnen. Sie können dabei, je nach Wasserausscheidung, bis zu 2 Kilogramm an Gewicht verlieren und an Freude an Bewegung und Schönheit gewinnen.

Äpfel reinigen und entgiften nicht nur den gesamten Organismus, durchströmen und lockern unsere Gelenke und Muskeln, unterstützen alle Bewegungstherapien und sportlichen Aktivitäten, sondern klären zugleich die Haut. Wer Hautprobleme hat, gleich welcher Art, sollte auf jeden Fall – neben den passenden Schüßlersalzen – immer wieder einmal eine kürzere oder längere Apfelkur durchführen. Hier gibt es vielerlei Varianten:

Die Apfel-Kartoffel-Entgiftungskur

- *Morgens:* 1 Glas Apfelsaft, wenn möglich, frisch gepresst oder gekauft (probieren Sie einmal heißen Apfelsaft), dazu ein heißer Mineraldrink aus Nr. 1, 2, 3, 7 – alle in D6, je 1 Tablette
- *Vormittags:* so viele Äpfel, wie Sie Lust haben
- *Mittags:* 1 frisch gekochte oder gebackene Kartoffel, dazu 1 Bratapfel und zur Hälfte mit Wasser verdünnter heißer Apfelsaft mit Zimt und Nelke

- *Nachmittags:* Äpfel, so viele Sie mögen, dazu ein Mineraldrink aus Nr. 2, 3, 5, 8 – alle in D6, je 1 Tablette
- *Abends:* 1 frisch gekochte oder gebackene Kartoffel, dazu frisch und selbst gekochtes Apfelmus mit Bourbon-Vanille, Honig und Zimtstange. Dazu ein Mineraldrink aus Nr. 6, 7, 9, 10 – alle in D6, je 1 Tablette
- *Vor dem Schlafengehen:* 1 Apfel und 1 Mineraldrink aus Nr. 3, 7, 11, 12 – alle in D6, je 1 Tablette

- *oder:* um mehr abzunehmen, den Honig und die Kartoffel weglassen
- *oder:* einen Tag die Apfelkur machen, den zweiten Tag leichte vegetarische Kost essen
- *oder:* um noch mehr zu entgiften, die Kur auf 1 Woche verlängern
- *oder:* anstelle von Kartoffeln die Apfelkur mit Reis durchführen
- *oder:* für eine Woche die »Apfel-Karotten-Blutreinigungskur« durchführen

Die Apfel-Nerven-Kur

Äpfel wirken entspannend und entkrampfend und bringen außerdem die Nr. 7 (*das* Entkrampfungsmittel) zu noch besserer Wirkung. In heißem Apfelsaft, Apfeltee, Apfelschalentee oder in heißem Apfelwein getrunken, wirkt die Nr. 7 besonders schnell und intensiv. Lösen Sie also 3-mal am Tag je 2 Tabletten Nr. 7 – Magnesium phosphoricum D3 – in einem Glas heißem Apfelsaft auf und trinken Sie es langsam und vor den Mahlzeiten aus.

- *Zum Frühstück und vormittags:* so viele Äpfel essen, wie Sie Lust haben
- *Zum Mittagessen:* leichte vegetarische Kost, möglichst $^2/_3$ roh und $^1/_3$ gedünstet

Die Apfel-Karotten-Blutreinigungskur

Mit Äpfeln und Mineralsalzen lässt es sich auch wunderbar kuren, wenn man etwas für seine Nerven tun will. Während der Dauer der Kur ausschließlich zu sich nehmen:

- Äpfel, roh
- Äpfel gekocht, mit Kartoffeln, Kartoffelpüree oder Naturreis
- Karotten als frisch gepresster Rohsaft
- Karotten, roh geraspelt
- Karotten, gedünstet mit Kartoffeln oder Kartoffelpüree oder Naturreis
- abends oder vor dem Schlafengehen: 1 Glas Mandelmilch (Rezept siehe S. 212ff.)

- *Nachmittags:* so viele Äpfel essen, wie Sie mögen
- *Zum Abendessen:* leichte, bevorzugt vegetarische Kost, kurz gedünstet

Diese Kur etwa 3 bis 4 Wochen lang durchführen, bei Bedarf nach einer Pause wiederholen.

Die Apfeldiät bei Infekten

Bei Darmkatarrh, Darminfektionen (auch bei grippalen Infekten wirksam) bewirken geriebene Äpfel oft geradezu Wunder.

Anwendung: 1 bis 3 Tage lang etwa 2 bis 3 Pfund fein geraspelte oder geriebene Äpfel (möglichst auf einer Glasreibe!) ohne Kernhaus alle 2 Stunden über den Tag verteilt verzehren. Außer Kräutertee (z. B. Kamille) nichts weiter dazu essen oder trinken.

Dazu die passenden Salze, z. B. Nr. 2, 3, 4, 5, 6, 7, 8, 9, 10 (Auswahl: siehe in der Tabelle »Die Mineralsalze bei Beschwerden des

Zur Apfel-Karotten Blutreinigungskur gibt's den

Apfel-Reinigungs-Drink

1 Flasche Apfelsaft mit 1 Flasche Wasser halb und halb mischen. Darin je 1 Tablette der Mineralsalze – jeweils in D3 – auflösen und bis zum Abend austrinken:
Biochemischer Apfel-Reinigungs-Drink A: Nr. 3, 4, 7, 11 täglich, aber wechselnd trinken mit *Apfel-Reinigungs-Drink B:* Nr. 1, 5, 6, 10.

Bewegungssystems«, S. 205f.) – je 1 Tablette, bei Bedarf mehrmals täglich, bevorzugt in D3 einnehmen (nicht mehr als 3 bis höchstens 4 Salze gleichzeitig). Wenn noch weitere Salze angezeigt erscheinen, im Wechsel nehmen.

Die Apfel-Raucher-Entwöhnungskur

Starke Raucher haben meist eine Abneigung gegen Äpfel. Wird diese Abneigung überwunden, indem mehrere Tage lang täglich ausschließlich Äpfel, sonst keinerlei Speisen oder Getränke genossen werden, so führt dies in sehr vielen Fällen zu einem Umkehrprozess: Anstelle der Abneigung gegen Äpfel entsteht eine starke Abneigung gegen das Rauchen (gefunden in *Die Heilkräfte in unserer Nahrung* von Dr. Wolfgang May).

Ausschließliche Nahrung für wenigstens fünf Tage sind mindestens 10 bis zu 20 Äpfel pro Tag. Dazu in einer Literflasche mit Wasser einen *Mineraldrink* ansetzen, der bis abends ausgetrunken wird. Er enthält:

Nr. 3 – D3 – 2 Tabl.
Nr. 5 – D6 – 3 Tabl.
Nr. 7 – D6 – 10 Tabl.

Dazu, trocken auf die Zunge: 1 Tablette Nr. 8 in D6 1-mal täglich und nach Ablauf 1 Woche nur noch 1-mal wöchentlich einnehmen.

Wer noch etwas Zusätzliches tun will, bestellt sich in der Apotheke das homöopathische Mittel *Tabacum* D12 und lässt davon je 6 Globuli 1- bis 3-mal täglich im Munde zergehen, etwa 1 bis 2 Wochen lang. *Tabacum* hilft dabei, die Sucht abzubauen und die Tabakgifte aus dem Körper auszuschleusen.

Gut zu wissen

Alle Arten von Heilmeditationen, so auch die Apfelmeditation, gelingen in einer Gruppe um ein Vielfaches leichter und entfalten erheblich intensivere Kräfte, als wenn Sie diese allein durchführen. Das ist ein bekanntes Phänomen. Vielleicht mögen Sie sich einer Meditationsgruppe anschließen oder selbst eine gründen? Bitten Sie hierzu einfach die göttliche Kraft, die Ihnen persönlich am nächsten steht, um ihren Segen und um Heilung. Und zuletzt einen Dank an die Schöpfung!

Die Mineralsalze bei Beschwerden des Bewegungssystems

Die wichtigsten Salze hierfür sind alle, von Nr. 1 bis Nr. 11 – je nach Fall.

Mineralsalz Nr.	*Wir wenden es an …*	*Tabl. tägl.*
1 **Calcium fluoratum**	► bei Erschlaffungszuständen von Bändern und Sehnen; bei Haltungsschwäche, Hexenschuss, Bandscheibenbeschwerden, Knochenentzündungen, -brüchen, -schwellungen und -auflagerungen, Gelenkentzündungen und -schwellungen, Überstreckbarkeit der Gelenke, Arthritis, Arthrose, Rheuma, Sehnenscheidenentzündung, Muskelzucken und -zittern	2–6
2 **Calcium phosphoricum**	► um Knochen Tragkraft und Festigkeit zu verleihen; löst Muskelverkrampfungen; bei schwachen Nerven, Muskeln und Knochen; schlecht heilenden Knochenbrüchen, Knochenverkrümmungen und -erkrankungen; Osteoporose, Überbein, Sehnenscheidenentzündung, schwacher Wirbelsäule, Rückenschwäche, Haltungsschäden, chronischen Rückenbeschwerden, Ischialgie, Hexenschuss, Schmerzen der Knie- und Fußgelenke, Wachstumstörungen bei Kindern wie etwa bei spätem Laufenlernen	4–8
3 **Ferrum** phosphoricum	► verbessert die Sauerstoffversorgung der Muskeln; bei Muskelschwäche, -ermüdung, -kater, -schmerz und -erschlaffung ► bei Gelenkentzündung und -rheumatismus (besonders im Schultergelenk), Rückensteifheit und Hexenschuss	5–15
4 **Kalium chloratum**	► bei Rheumatismus der Muskeln und Gelenke	2–6

Mineralsalz Nr.	Wir wenden es an ...	Tabl. tägl.
5 **Kalium phosphoricum**	▶ zur Verhütung von Gewebsschwund und Zellzerfall, Muskelschwund und Lähmungserscheinungen, Muskelschwäche und Rückenschmerzen	3–9
6 **Kalium sulfuricum**	▶ bei Gliederschwere, Muskelkater (mit Nr. 3), Rheuma, Gicht und Gelenkentzündung	1–3
7 **Magnesium phosphoricum**	▶ um zu regenerieren, zu entspannen; bei allen Arten von Krämpfen (auch bei Kindern) ▶ bei Gelenkschmerzen, Hexenschuss, Ischialgie, Bandscheiben- und rheumatischen Beschwerden ▶ um bei Heranwachsenden einen bruchresistenten, gesunden Knochenbau zu bewirken	5–20
8 **Natrium chloratum**	▶ als Konstitutions- und Stoffwechselmittel bei rheumatischer Veranlagung; zum Aufbau von Knorpelgewebe; bei Gelenkrheumatismus, Anschwellung der Gelenke, Rückenschmerzen mit großer Schwäche und Zittern am ganzen Körper, Hinfälligkeit und Gebrechlichkeit ▶ bei schmerzhafter Empfindlichkeit im Lendenbereich, Schmerzen aller Muskeln bei Bewegung; bei Entwicklungsrückstand bei Kindern sowie spätem Laufenlernen. *Zur Dosierung siehe S. 54f.*	
9 **Natrium phosphoricum**	▶ bei Gelenkerkrankungen, rheumatischer Veranlagung, Rheuma, Gicht, Ischialgie und Hexenschuss	2–6
10 **Natrium sulfuricum**	▶ bei rheumatisch-gichtiger Anlage, stechenden Gelenkschmerzen und stechendem Knie- oder Fersenschmerz (besonders am Morgen)	3–9
11 **Silicea**	▶ bei schwachen, kraftlosen, leicht einknickenden Gelenken; Sehnenleiden, Knochenschmerzen, -verkrümmung, -erweichung, -entzündung, -entkalkung; Zerschlagenheits- und Verrenkungsschmerz sowie Steifheit in Rücken und Gliedern	1–3

Ein Kurbeispiel bei Arthritis und rheumatischen Erkrankungen

morgens und vormittags	*nachmittags bis abends*	*vor dem Schlafengehen*
Nr. 3 – D6 – 3 Tabl.	Nr. 7 – D3 – 6 Tabl.	Nr. 11 – D6 – 2 Tabl.
Nr. 4 – D3 – 3 Tabl.	Nr. 8 – D3 – 1 Tabl.	
Nr. 7 – D3 – 1 Tabl.	Nr. 9 – D6 – 3 Tabl.	
Nr. 8 – D6 – 1 Tabl.	Nr. 10 – D3 – 3 Tabl.	

Auch als Salbe und Umschläge (heiß oder kühl – ausprobieren, was besser bekommt) anwenden und die verdampfenden Salzionen inhalieren, indem Verdampfergefäße (oder einfach ein Kochtopf) oder ein Zimmerspringbrunnen eingesetzt werden.

Ein Kurbeispiel bei Rückenbeschwerden

morgens und vormittags	*nachmittags bis abends*	*vor dem Schlafengehen*
Nr. 1 – D6 – 2 Tabl.	Nr. 2 – D6 – 2 Tabl.	Nr. 7 – D3 – 1 Tabl.
Nr. 6 – D6 – 1 Tabl.	Nr. 5 – D6 – 1 Tabl.	Nr. 11 – D6 – 2 Tabl.
Nr. 8 – D6 – 1 Tabl.	Nr. 8 – D6 – 1 Tabl.	

Falls Beschwerden sich bessern, wenn man ein festes Kissen in den Rücken steckt, mag die Nr. 8 das Heilmittel sein. In diesem Falle könnte eine etwas höhere Dosierung dieses Salzes ausprobiert werden.

Ein Kurbeispiel bei Ischialgie

morgens und vormittags	*nachmittags bis abends*	*vor dem Schlafengehen*
Nr. 1 – D3 – 1 Tabl.	Nr. 3 – D3 – 5 Tabl.	Nr. 7 – D3 – 10 Tabl.
Nr. 4 – D3 – 5 Tabl.	Nr. 5 – D3 – 3 Tabl.	Nr. 8 – D3 – 5 Tabl.
Nr. 5 – D3 – 3 Tabl.	Nr. 7 – D3 – 10 Tabl.	Nr. 9 – D3 – 1 Tabl.
Nr. 9 – D3 – 1 Tabl.	Nr. 9 – D3 – 1 Tabl.	Nr. 11 – D3 – 3 Tabl.

Die Salzlösungen zudem für heiße Umschläge verwenden. Wärme und Bettruhe erforderlich. Die Holundersaftkur mit heißem Saft durchführen.

10. Herz, Kreislauf

Die Kirsch-Mandel-Kur

Unbeschwert selbstbewusst sein

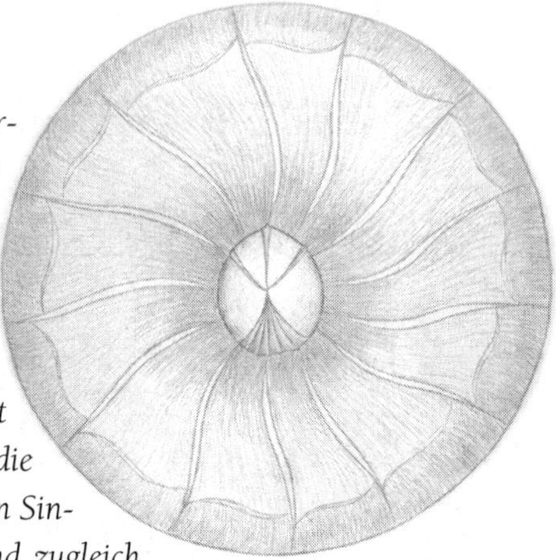

Kirschen haben etwas Herzerfrischendes an sich, und dies spüren wir, wenn es ihre Zeit ist und sie uns von den Marktständen her anlachen. So proper und unbeschwert, wie sie aussehen, sind ihre Heilkräfte. Nicht umsonst gibt es unter vielerlei Sorten auch die »Herzkirschen«! Ihre im körperlichen Sinne herzstärkenden Eigenschaften sind zugleich nervennährend und fördern das Selbstbewusstsein. Sie wollen uns ihre Kräfte dann schenken, wenn wir in Lebensphasen des Alleinseins sind oder wenn wir uns streckenweise einsam und isoliert fühlen. Die Kirsche hilft uns dann, die Einsamkeit nicht als solche zu werten, sondern im Gegenteil diese als Zeit des Kräftesammelns und unbeschwerten Auf-sich-selbst-Besinnens zu erfahren.

Die Mandel gehört ebenso wie die Kirsche zu den Rosengewächsen und ist eine große Heilerin! Sie hat Fähigkeiten des Nährens und Aufbauens und zugleich die des Entgiftens und Ausschleusens, und sie schenkt uns davon, was wir derzeit gerade am dringendsten benötigen. Der menschliche Körper ist ein Phänomen und ein Mysterium. In der Kommunikation mit den Kräften und Heilmitteln von Mutter Natur – denn der Körper ist ja selbst Natur – zieht er sich auf eine elektromagnetische Weise jeweils das aus dem Heilangebot heraus, was er gerade vorrangig braucht, Wir sind klug, wenn wir die großen Heilkräfte der Mandeln bei unseren Früchte- und Schüßlersalzekuren nutzen.

Und so ergänzen sich gerade auch Mandeln und Kirschen in harmonischer Weise zu einer Frohsinn schenkenden, das Herz schützenden und stärkenden Kraft. Wählen Sie diese Früchtekur-Kombination, wenn Sie sich im Herzen traurig, mutlos, einsam fühlen, wenn Sie gerade eine Trennung durchmachen und sich machtlos und dem Leben fern fühlen.

Die wärmenden, Energie spendenden, entstauenden und heilenden Eigenschaften eines erhitzten Kirschkernkissens wollen Sie dann zusätzlich begleiten!

Achtung! Auch die Kirsche nimmt Pestizidrückstände und Schadstoffe wie Blei und Cadmium auf!

Ein leichteres Herz mit der Kirsche

Kirschen enthalten viele wichtige Mineralstoffe wie Kalzium, das unsere Zähne, Knochen und Nerven versorgt, blutbildendes Eisen, das die Zellatmung verbessert, und Kalium, das unsere Zellen versorgt und unser Gewebe entwässert. Ihr hoher Vitamin C-Gehalt stärkt das Immunsystem. Die für Nerven, Gehirn und Blutbildung wichtige Folsäure stärkt unsere Körperabwehr. Ihre Anthozyane und Anthozyanide erneuern unser Bindegewebe, lindern Entzündungen und neutralisieren freie Radikale, welche die Zellen schädigen.

Heilen mit der Kirsche

- Kirschen können bei Herz- und Gefäßkrankheiten, Nierenleiden, Gicht und Rheumatismus nützlich sein.
- Außerdem sind sie gut gegen Blutarmut. Sie durchwärmen und fördern die Durchblutung,
- entgiften, reinigen und entwässern.
- Sie stärken die Abwehrkräfte und sind entzündungshemmend, was sich bei Zahnfleischentzündungen als unterstützend erweisen kann.
- Kirschgeist belebt bei Schwächezuständen und stärkt übermüdete Glieder als Einreibung.

Die Heilkraft der süßen Mandel

Die süße Mandel ist eine große Heilerin. Ihre Kräfte erstrecken sich weit über das Irdische hinaus. Und so lässt sie sich nicht nur bei vielen körperlichen Beschwerden und Erkrankungen einsetzen, sondern gerade auch bei geistigen und seelischen Nöten und Problemen. Sie schützt Zellen, Gemüt und Herz, und sie umhüllt uns in unserem irdischen Menschsein wie mit einem himmlischen Sternenmantel. Sie heilt Kraftlosigkeiten, schenkt uns Mut und Ausdauer und unterstützt jede Art von Heilung und Heilanwendungen. Ihr Zellschutz erstreckt sich besonders auf die Nervenzellen und -gewebe. In dem Schutz, mit dem sie unsere Seele ummantelt, können wir unbeschwert reifen und wachsen, wie ein Embryo im Schoß seiner Mutter. Die heilsamsten Kräfte sind in der Milch der Mandel verborgen: Sie entsteht, wenn wir das in der Mandel enthaltene Öl mit Wasser zu einer geradezu alchymischen, magischen Flüssigkeit, einer kosmischen, mütterlich nährenden, schützenden Milch verbinden.

Das Heilgeschenk der Mandel liegt für uns bereit. Wir brauchen es bloß anzunehmen und zu nutzen! Verwenden wir also Mandelmilch in allen Nöten unseres Menschseins; zum Aufbau und zur Regeneration von Blut und Zellen; für eine feine, zarte Haut und für die Schönheit generell, für gute Nerven und zur Unterstützung für alle, die viel lernen müssen; in der Rekonvaleszenz und zu Wellness- und Heilkuren, besonders zu allen Früchtekuren. Ihre segensreichen Kräfte werden nach und nach unser Leben durchdringen, das Gift aus unserem Gemüt und unseren Zellen herausschleusen und uns unserer menschlichen Bestimmung näher bringen.

Wie wir Mandelmilch herstellen

Die Heilkräfte der süßen Mandeln sind daran gebunden, dass wir sie im Ganzen kaufen und kühl, dunkel und trocken aufbewahren.

Die Kirsch-Mandelmilch

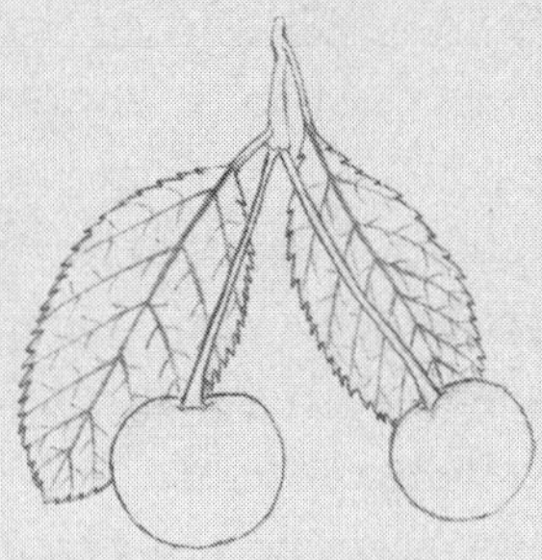

Zutaten:
4 EL süße Mandeln
100 ml Kirschen-Muttersaft
250 ml Quellwasser
1 Prise Zimt
1 TL Zitronensaft
1 Banane

3 Tabl. Nr. 3 – Ferrum phosphoricum D6
5 Tabl. Nr. 4 – Kalium chloratum D3
5 Tabl. Nr. 7 – Magnesium phosphoricum D6

So wird's gemacht: Die Mandeln im Mixer ganz fein hacken, das Wasser zugeben und auf höchster Stufe zu Mandelmilch verarbeiten. Den Kirschsaft, Zimt, die Banane und eventuell ein wenig Honig zugeben, nochmals kurz mixen und in einem attraktiven Glas servieren.

Dazu passen die angegebenen Salze besonders gut, die Sie einfach über den Vormittag verteilt im Munde zergehen lassen. Und dann gönnen Sie sich ein wenig Muße beim Genießen!

Übrigens: Aus erhitztem Kirschensaft lassen sich, zusammen mit Apfel- oder Mandarinensaft und Zimt, leckere Punschgetränke zaubern!

Industriell gehackte, gemahlene oder gehobelte Mandeln sind für Heilzwecke nicht mehr geeignet. Wir zerkleinern uns stets nur so viele Mandeln, wie wir unmittelbar brauchen, und verbinden ihre nun freigelegten Kräfte sofort mit Leben spendender Feuchtigkeit: mit einem guten Quellwasser und mit dem Fruchtwasser frischer oder eingemachter Früchte. Mandeln brauchen das Wasser, die feuchte, lebende Zellflüssigkeit, um ihre besten Kräfte zu entfalten. Sie wirken nicht stärker, je konzentrierter wir sie anwenden, eher im Gegenteil!

Deshalb stellen wir zuerst immer die Mandelmilch mit Wasser her, bevor wir Früchte oder Fruchtsäfte zugeben. Wollen wir weiße Mandelmilch erhalten, so ist es erforderlich, die Mandeln zu schälen. Zu diesem Zweck übergießen wir die ganzen Mandeln kurz mit kochendem Wasser und ziehen ihnen anschließend die braune Haut ab, was ganz schnell und einfach geht. Die geschälten Mandeln werden nun in einer Nussmühle gerieben oder gleich im Mixer auf höchster Stufe zerhackt. Dann wird das Wasser zugegeben und der Mixer auf höchster Stufe so lange laufen gelassen, bis eine homogene Mandelmilch entstanden ist. Diese Milch hält sich im Kühlschrank einen Tag.

Ich selbst verwende allerdings die Mandeln aus Zeitgründen stets, wie sie sind, und zerhacke sie im Mixer mit Schale. So ist die Milch nicht ganz weiß, enthält jedoch keinesfalls weniger Heilkräfte.

Mit der Menge der Mandeln können Sie selbst experimentieren: Ich wähle pro Früchtedrink meist 3 Esslöffel ganze Mandeln, die ich mit ¼ bis ½ Liter Wasser vermische. In diese Mandelmilch-Menge gebe ich dann jeweils die zu verarbeitenden Früchte.

Ein Wohlfühl-Tipp: Mit Mandelmilch, die Sie in Ihr laufendes Badewasser geben, baden Sie nicht nur wie Kleopatra, sondern zugleich wie in den Sternenfluten unserer Galaxis, unserer Milchstraße! Natürlich können Sie außerdem auch ätherische Öle Ihrer Wahl zugeben, z. B. Lavendel- oder Rosenöl. Machen Sie aus Ihrem Bad ein Wohlfühl-Bad: Schenken Sie sich selbst Ihre Lieblingsblumen und holen Sie sich diese zusammen mit Ihrem schönsten Kerzenleuchter und vielleicht einer passenden Musik in Ihr Badezimmer! Und nun die Entspannung genießen! Spüren Sie die Zartheit Ihrer Haut!

Signale der Seele bei Beschwerden von Herz, Kreislauf und Gefäßsystem

Hier geht es wirklich um das Beschwerende: Wir haben zu viel getragen und zu viel ertragen. Alle Kräfte ziehen uns nach unten und machen uns schwer. Unsere Venen und Gefäße haben viel zu tragen, zu viel an Beschwerendem, an Giftstoffen; unser Kreislauf reagiert auf das Zuviel an Stofflichem und das Zuwenig an Licht, Herzensfreude und Leichtigkeit mit Über- oder mit Unterdruckphänomenen. Und unser Herz kann schwach geworden sein oder sich verhärtet haben, wenn es seine zu wenig gelebten, Impuls gebenden, verteilenden und liebevollen Eigenschaften – besonders die uns selbst gegenüber – längere Zeit vermisst. Ist es so weit gekommen, dann ist unser Herz müde, und unser Leben enthält keine Begeisterung mehr; nun heißt es, Abstand nehmen und Urlaub machen vom Bisherigen: vielleicht eine Reise, nach der wir uns schon lange sehnen; unser Leben überdenken, aussortieren und abgeben, was uns so schwer macht, und neu hinzunehmen, was uns leicht und uns selbst gegenüber liebevoll und freudig macht.

Eine Früchte-Entschlackungskur; eine Wellness-, Bade-, Wasser- oder Fastenkur; naturheilkundliche Mittel (z. B. der herzstärkende Weißdorn); Bachblüten (wer weiß, vielleicht die Gemüt und Selbstbewusstsein stärkende Kirschpflaume: *Cherry Plum*); ein belebendes Seminar (man trifft dort auch neue und gleich gesinnte Menschen); vielleicht neue Freunde … solcherlei und noch viel mehr kann uns helfen, die Begeisterung am Leben wiederzufinden!

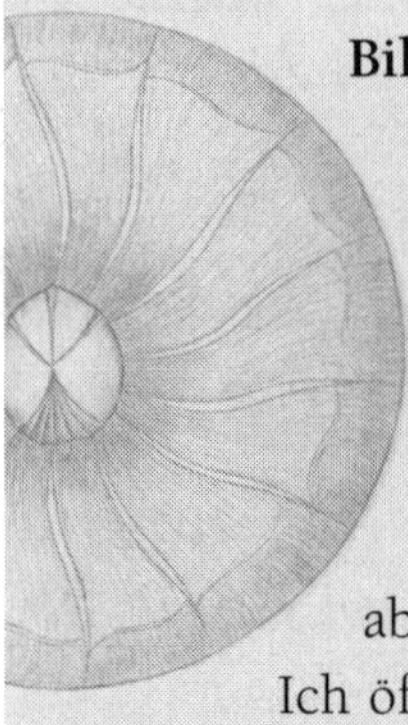

Bilderreise

Ich befinde mich in einem hellen, heiteren, großzügigen Raum. Von diesem Raum aus führen leuchtende, sanft geschwungene Treppenstufen nach unten in ein tiefer liegendes Stockwerk. Die ganze Treppe ist in wunderbares Licht getaucht und lädt mich ein, herabzusteigen …

Ich öffne mich diesem Licht und beginne, Stufe um Stufe abwärts zu gehen. Mit jedem Schritt wird mir wohler zumute, wird mein Herz weiter und fröhlicher. Ich zähle in Gedanken die Stufen: Es sind 23 … die Zahl des Lebens. Am Fuße der Treppe habe ich alles abgeworfen und zurückgelassen, was mich dicht und schwer gemacht hat. Ich bin voller Leichtigkeit und Vertrauen. Ich öffne mich *jetzt* ganz und gar meinem inneren Zentrum und dem Quell meines Lebens.
Ich setze mich auf eine Bank und lasse mein inneres Bild sich entfalten: Ein Baum entsteht. Es ist mein innerer Lebensbaum. Wie sieht er aus? Welche Jahreszeit ist es? Zu Füßen des Baumes sprudelt eine Quelle. Ich sehe um diesen Baum und die Quelle herum verschiedene Pflanzen und Tiere. Sie geben mir Hinweise, sie zeigen mir neue Wege, sie führen mich zu neuen Stätten und Menschen. Ich kann auch Fragen stellen und zusehen, welche Antworten der Baum, sein Aussehen, seine Blüten oder Früchte, die Tiere in seinen Zweigen oder zu seinen Füßen mir geben. Ich bitte um Bilder, die mir zeigen, wie ich mein tägliches Leben und mein Herz mit mehr Freude und Leichtigkeit erfüllen kann. Ich verweile hier, solange ich mag.

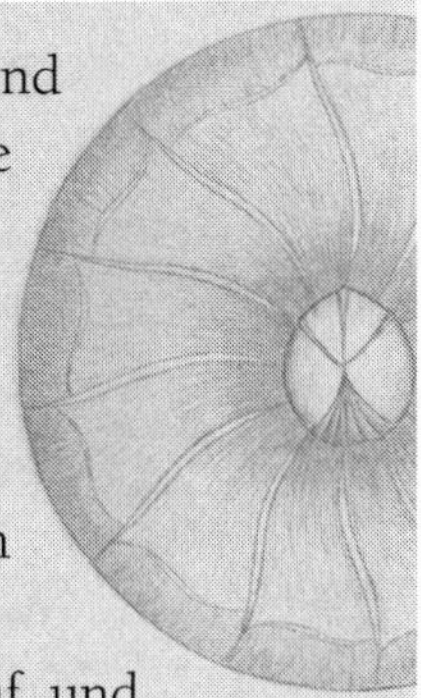

Nun, da ich die Treppen wieder hinaufsteige und zurückkehre in mein »Hier und Jetzt«, nehme ich die Leichtigkeit und unbeschwerte Freude und die Informationen, die mir gegeben wurden, in mein äußeres Leben mit. Ich weiß, dass ich jederzeit hierher zurückkehren und mit meinem inneren Zentrum kommunizieren kann.
Die Symbole, die ich so erhalte, schreibe ich auf, und ich beschäftige mich damit. Ich nehme die Weisungen, die mir meine Seele zukommen lässt, mit dankbarem Herzen an.

Feuriges Kirschrot
Vielleicht haben Sie Lust, sich das herzerfrischende Rot der Kirschen als Bild oder Poster in Ihre Räume zu holen oder eine Postkarte an Ihrem Arbeitsplatz aufzustellen? Auf diese Art wird die Herzkirsche gewiss ihren Teil zu Ihrer Lebensfreude beitragen!

Wie die Kirsch-Mandel-Kur durchgeführt wird

Mit Kirschen allein kann man keine Kuren – wie es etwa mit dem Apfel oder der Erdbeere möglich ist – durchführen, ihre so besonders zentrierenden und von innen her aufheizenden Kräfte wollen mit Bedacht in Ernährung und Tagesablauf integriert werden.

Zur Kirschenzeit essen Sie diese herrlichen Früchte einfach, wie sie sind, und sooft und so viele, wie Sie mögen. Natürlich wissen und bedenken Sie dabei, dass man zu Kirschen kein Wasser trinken darf!

Gut zu wissen

Farben und Zeiten repräsentieren Kraft-Zuordnungen und korrespondieren mit verwandten Kräften. Die Chronobiologie – dieser neue Wissenschaftszweig, der biologische Rhythmen innerhalb zeitlicher Abläufe erforscht – erhält heute zunehmend mehr Aufmerksamkeit. Auch wir können solche sich ähnelnden Resonanzen nutzen, wenn sie mit unseren langfristigen Zielen übereinstimmen!

Wollen wir Blut, Nerven und Gemüt aufbauen und nähren, so bevorzugen wir Früchte und Gemüse aus dem eher dunkleren rotvioletten Farbbereich (z. B. Kirschen, Holunder, Heidelbeeren, schwarze Johannisbeeren, Pflaumen, Rote Bete). Hierzu passen Getreide, die Kartoffel und der Sellerie sowie wärmende Kräuter und Gewürze wie Zimt, Vanille und Tee vom Rotklee. Eine solche regenerierende und aufbauende Kur wird von den Kräften des zunehmenden Mondes unterstützt. Zum Aufbauen und Nähren passt die Zeit des späten Nachmittags und Abends besonders gut.

Wollen wir Blut, Nerven und Gemüt bevorzugt *entschlacken, entgiften und von Druck entlasten*, so wählen wir Früchte und Gemüse aus dem eher hellrot-orangen sowie dem gelbgrünen Farbbereich (z. B. Orangen, Mandarinen, Mangos, Ananas, Grapefruits, Zitronen, Kiwis, rote Johannisbeeren sowie Salate aller Art). Hierzu passen Reis und kühlende, entwässernde, erfrischende Kräuter und Gewürze wie Dill, die gehackten Blätter des Staudenselleries, Schnittlauch, Petersilie und Tee von der Pfefferminze. Eine solche entlastende und zum Abnehmen geeignete Kur wird von den Kräften des abnehmenden Mondes unterstützt. Zum Entlasten passt die Zeit des Vormittags besonders gut!

Am leichtesten und nützlichsten wirken Kirschen, wenn sie am Vormittag zusammen mit einem Glas Mandelmilch verzehrt werden. In den übrigen Jahreszeiten können Sie Ihre Kirsch-Mandel-Kur am leichtesten mit Kirschsaft aus dem Reformhaus oder Bioladen durchführen. Lassen Sie sich hierbei von Ihrer Intuition leiten, was die Menge und Häufigkeit, in der Sie sie zu sich nehmen, angeht.

Unterstützende Nahrungsmittel

Die entstauenden, entwässernden und von Druck entlastenden Bananen sowie alle leuchtend orangen Früchte, wie Mandarinen, Mangos, Apfelsinen, Papayas (die Begeisterung für allerlei Neues in Ihrem Leben schenken); auch grüne Salate, Chicorée, Chinakohl, die allesamt das Gefäßsystem entlasten und entwässern, dazu Sellerie, Rote Bete und frische grüne Kräuter, die neuen Mut und Kräfte spenden.

Die Mineralsalze bei Beschwerden von Herz, Kreislauf und Gefäßsystem

Die wichtigsten Salze hierfür sind
Nr. 2 – Aktivierung, Straffung
Nr. 3 – Sauerstoff-Anreicherung
Nr. 4 – Blutverflüssigung
Nr. 5 – Entgiftung und Sauerstoff-Übertragung
Nr. 7 – Flutung, Lösung, Entspannung von Herz und Kreislauf
Nr. 8 – bei Herzklopfen
Nr. 9 – Entsäuerung, Entgiftung

Mineralsalz Nr.	*Wir wenden es an …*	*Tabl. tägl.*
1 **Calcium fluoratum**	▸ bei Neigung zum Schwitzen, ungenügender Blutzirkulation, Schweregefühl im Herzen, Verkalkung der Gefäße, Erweiterung und Erschlaffung der Venen und Gefäßwände, besonders im Geschlechtsbereich	2–6
2 **Calcium phosphoricum**	▸ bei Übererregbarkeit der Muskeln und des Herzens, der Gefäße und Nervenzellen; Kribbeln und Taubheitsgefühl in den Gliedern, Durchblutungsstörungen mit bis zu stechenden Schmerzen (»Ameisenlaufen«), Einschlafen von Gliedmaßen, schmerzhaften Stichen im Herz-, Brust- und Schlüsselbeinbereich; Herzmuskelverkrampfung und Herzflattern	2–6
3 **Ferrum phosphoricum**	▸ bei vermehrter Blutfülle der Gefäße, Herzklopfen, Blutandrang zum Kopf und Gehirn (mit Benommenheit), Blutarmut, Eisenmangel und Ermüdung durch zu wenig Sauerstoff	**3–10 und mehr**
4 **Kalium chloratum**	▸ bei Herzbeutelentzündung, Durchblutungsstörungen, Kreislaufschwäche und zur Embolievorbeugung	2–6

Mineralsalz Nr.	*Wir wenden es an …*	*Tabl. tägl.*
5 **Kalium phosphoricum**	▸ bei niedrigem Blutdruck, schwacher Blutzirkulation, Herzschwäche und bei Tachykardien (Herzjagen)	2–8
6 **Kalium sulfuricum**	▸ bei nächtlichem Herzklopfen	1–3
7 **Magnesium phosphoricum**	▸ bei Engegefühl in der Herzgegend, Herzkrämpfen und anfallsweisem Herzklopfen, Herzinfarkt (bis der Arzt kommt!), (Blut-)Gefäß-Krämpfen; zur Thrombosevorbeugung; bei zu hohem oder zu niedrigem Blutdruck und Kreislaufbeschwerden	5–20
8 **Natrium chloratum**	▸ bei Stechen in der Herzgegend, ängstlichem Herzklopfen (schlimmer im Liegen, bessert sich durch höhere Kopfkissen oder Aufsitzen), Herzrhythmusstörungen, Kältegefühl, Zittern in der Herzgegend, Pulsieren durch den ganzen Körper und Klopfen in den Blutgefäßen, besonders nachts ▸ bei Erschöpfung, Ermüdung, Kurzatmigkeit mit Herzflattern und Herzklopfen – besonders auch beim Treppensteigen *Zur Dosierung siehe S. 54f.*	
9 **Natrium phosphoricum**	▸ Entlastung von Herz und Kreislauf durch Entsäuerung	3–6
10 **Natrium sulfuricum**	▸ Ausleitung von Stoffwechselschlacken und dadurch Erleichterung	3–6
11 **Silicea**	▸ wenn das Herz nach jeder Bewegung hämmert	**1–3 und mehr**

Ein Kurbeispiel bei niedrigem Blutdruck

morgens und vormittags	*nachmittags bis abends*	*vor dem Schlafengehen*
Nr. 3 – D3 – 5 bis 10 Tabl.	Nr. 3 – D3 – 5 Tabl.	Nr. 3 – D6 – 1 Tabl.
Nr. 4 – D3 – 4 bis 6 Tabl.	Nr. 7 – D3 – 6 Tabl.	
Nr. 5 – D3 – 2 Tabl.	Nr. 9 – D6 – 3 Tabl.	

Unterstützend sind regelmäßige Bewegung in frischer Luft, besonders Laufen und Radeln, wunderbar ist auch Trampolinspringen!

Ein Kurbeispiel bei erhöhtem Blutdruck

morgens und vormittags	*nachmittags bis abends*	*vor dem Schlafengehen*
Nr. 1 – D12 – 1 Tabl.	Nr. 2 – D6 – 2 Tabl.	Nr. 7 – D6 – 1 Tabl.
Nr. 3 – D12 – 1 Tabl.	Nr. 4 – D6 – 1 Tabl.	Nr. 9 – D3 – 1 Tabl.
Nr. 4 – D3 – 2 Tabl.	Nr. 7 – D3 – 5 Tabl.	Nr. 11 – D12 – 1 Tabl.
Nr. 7 – D6 – 5 Tabl.	Nr. 9 – D6 – 2 Tabl.	

Unterstützend sind autogenes Training und Heilmeditationen.

Ein Kurbeispiel zur Stärkung des Herzens

morgens und vormittags	*nachmittags bis abends*	*vor dem Schlafengehen*
Nr. 2 – D12 – 1 Tabl.	Nr. 3 – D6 – 1 Tabl.	Nr. 3 – D6 – 1 Tabl.
Nr. 2 – D12 – 1 Tabl.	Nr. 5 – D3 – 3 Tabl.	Nr. 11 – D3 – 3 Tabl.
Nr. 3 – D6 – 2 Tabl.		
Nr. 8 – D6 – 1 Tabl.		

Unterstützend ist Weißdorn.

Ein Kurbeispiel bei Venenschwäche

morgens und vormittags	*nachmittags bis abends*	*vor dem Schlafengehen*
Nr. 1 – D6 – 3 Tabl.	Nr. 1 – D6 – 5 Tabl.	Nr. 3 – D6 – 1 Tabl.
Nr. 3 – D6 – 3 Tabl.	Nr. 2 – D3 – 3 Tabl.	Nr. 7 – D3 – 10 Tabl. als »heiße Sieben«
Nr. 4 – D3 – 5 Tabl.	Nr. 3 – D3 – 3 Tabl.	Nr. 9 – D3 – 1 Tabl.
Nr. 5 – D3 – 3 Tabl.	Nr. 7 – D3 – 10 Tabl.	Nr. 11 – D3 – 3 Tabl.

Unterstützend wirken die entsprechenden Salben, auch gemischt. Kühle bis höchstens lauwarme Umschläge oder Fußbäder machen. Einen Fußkeil unter die Matratze legen, tagsüber immer wieder einmal die Beine hochlegen. Hier ist Trampolinspringen gut. Genauso wie passende Yogaübungen (siehe »Büchertipps«, S. 279).

11. Verdauung

Die Heidelbeer-Kur

Sich schützen

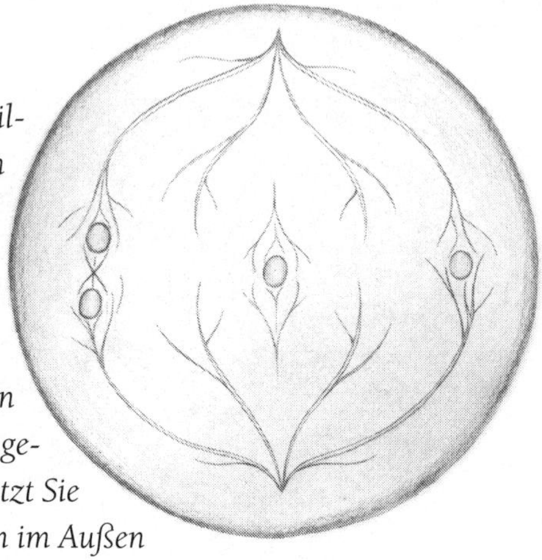

Die Heidelbeere ist die Heilfrucht, die das Gefühl von Heimat, Hort und Sicherheit im Gemüt wachsen lässt, denn sie ist eine ausgesprochene Schutzpflanze. Sie überzieht mit ihren speziellen Kräften und tiefblau-violetten Schutzstoffen die Schleimhäute des gesamten Verdauungssystems und schützt Sie ebenso vor zu starken Anforderungen im Außen wie vor auflösenden und destrukturierenden Kräften im Inneren. Die Heidelbeere schenkt uns in schwierigen Lebensabschnitten und besonders in Phasen des Neubeginns so lange ihre schützende Geborgenheit, bis wir selbst in genügende Stabilität und Selbstvertrauen hineingewachsen sind.

Die Heidelbeere hilft uns, in neue Lebensbereiche hineinzuwachsen und den Mut aufzubringen, uns immer wieder erneut dem Leben mit seinen wechselnden Anforderungen zu stellen. Sie wärmt uns und schenkt uns Selbstvertrauen. Durch die Kräfte der Heidelbeere umgeben wir uns mit schützender Energie und wachsen so selbst in zunehmende Kraft hinein. Bei Verdauungsproblemen brennt oft das innere Lebensfeuer nicht so richtig, und damit ist der Wärmeorganismus gestört. Kennzeichen sind kalte Füße und Hände, leichtes Frieren, kalte oder hitzige Schweißausbrüche und eine gestörte Verdauung, die sich in Durchfällen (Zeichen ungenügender Stoffwechselkraft) wie in Verstopfung (Zeichen, dass man das nicht mehr Benötigte festhalten will) äußern kann.

Mit Heidelbeeren das Verdauungssystem umstimmen

Heidelbeeren enthalten eine ganze Naturapotheke in sich, sind voll mit bioaktiven Wirkstoffen, die das Immunsystem stärken, den Cholesterinspiegel senken und den Körper entwässern. Ihr Tannin beugt Entzündungen vor, schützt die Schleimhäute und tötet Bakterien ab. Sie sind besonders reich an den das Immunsystem stärkenden Anthozyanen, die ihnen die dunkelblaue Farbe geben und den Körper vitalisieren und vor den schädlichen freien Radikalen und Bakterien schützen.

»Umstimmung« und wachsende Stabilität für Kinder

Eine Heidelbeer-Kur ist zur »Umstimmung« für Kleinkinder und Kinder zu empfehlen, die zu Darmerkrankungen, häufigen Erkältungskrankheiten oder sonstigen wiederkehrenden Krankheiten

Heilen mit der Heidelbeere

Heidelbeeren sind bewährt

- bei Durchfall und Darmstörungen, bis hin zu Colitis (Dickdarmentzündung), Gärungs- und Fäulnisvorgängen im Darm, Hämorrhoidalblutungen,
- Keuchhusten,
- entzündlichen Erkrankungen der Mundhöhle,
- Zahnfleischentzündungen (den Saft längere Zeit im Mund belassen und durch die Zahnzwischenräume ziehen),
- Hals-, Kehlkopf- und Rachenentzündung (mit dem Saft gurgeln),
- Hautkrankheiten, bis hin zur Psoriasis (Umschläge mit dem Saft machen),
- zur »Desodorierung« des Stuhls,
- zum Entwässern,
- zur Vorbeugung vor Infekten,
- zum Hemmen krank machender Keime im Darm
- und für eine schützende Schleimhautbildung,
- und sie unterstützen Schlankheitskuren.

neigen und ihren Eltern auf verschiedenste Weise signalisieren, dass sie einfach nicht richtig gesund sind und mehr Stabilität brauchen.

Unter einer »Umstimmung« versteht man eine Veränderung nicht nur des ganzen Organismus samt seiner Reaktionsbereitschaft auf Reize, sondern vor allem der seelischen Grundstimmung. Wer also ständig quengelnde oder »anstrengende« Kinder hat, sollte wissen, dass hier eine tiefe Seelenschwingung in Unordnung ist und Hilfe benötigt.

Signale der Seele bei Verdauungsproblemen

Verdauungsbeschwerden können signalisieren, dass wir ein Problem mit der Veränderung haben: Sei es, dass uns eine bereits eingetretene Veränderung verunsichert oder uns Angst macht; sei es, dass wir uns einer notwendigen Wandlungsphase nicht stellen wollen. Manchmal müssen wir nur lernen, Überflüssiges aus unserem Leben zu entfernen und mehr Raum für uns selbst zu schaffen.

Unser Gemüt ist besonders eng mit dem Verdauungssystem verbunden und vernetzt. Alles, was unsere Seele berührt, besonders was uns einsam, unsicher, schutzlos, heimatlos oder ohne Vertrauen fühlen lässt, gelangt in unser Verdauungssystem und alle damit verbundenen Organe.

Wenn wir einen neuen Lebensabschnitt begonnen haben, sei es freiwillig oder weil uns das Schicksal in einen solchen hineingestellt hat, macht uns das Neue oft Angst. Wir fühlen uns noch nicht sicher, wir vermissen das Altvertraute: eine Umgebung, Lebensumstände, einen vertrauten Menschen. Vielleicht fühlen wir uns auch von der Vielheit des Neuen überfordert.

Verdauung und Gemüt schöpfen Kraft im Einfachen. Deshalb gilt

Das Heidelbeer-Bluepower-Rezept

Zutaten:

100 g frische oder TK-Heidelbeeren oder 100 ml Heidelbeersaft
100 ml Magermilch
50 g Apfelsaft
2 TL Magerquark
1 TL Honig
2 TL Fruchtzucker
1 TL frischer Zitronensaft

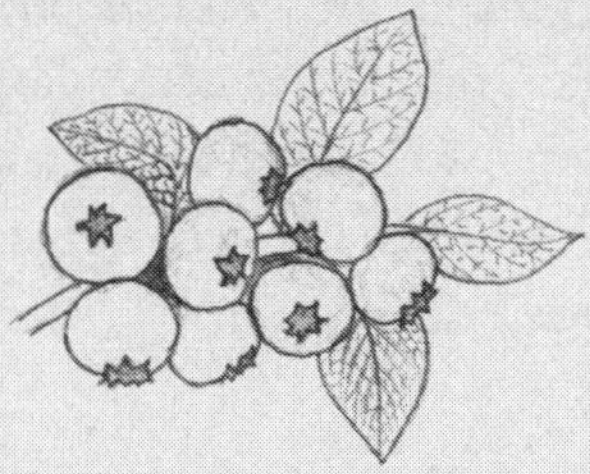

1 Tabl. Nr. 3 – Ferrum phosphoricum D3
1 Tabl. Nr. 4 – Kalium chloratum D6

So wird's gemacht: Die frischen, eingemachten oder aufgetauten Tiefkühl-Heidelbeeren oder den Saft sowie alle übrigen Zutaten im Mixer pürieren, in ein attraktives Glas füllen, mit einer Zitronenscheibe dekorieren und mit einem Strohholm servieren. Und mit Muße genießen!

Dazu passen die angegebenen Salze besonders gut, aus welchen Sie sich mit 1 Liter Wasser einen Mineralsalzdrink herstellen, den Sie über den Tag verteilt austrinken.

es, sich von der Vielheit der Anforderungen und Eindrücke des modernen Lebens zu mehr Einfachheit in allem zu bewegen. Nach einer Weile werden Sie womöglich feststellen, dass es Ihnen ungeahnte neue Kräfte gibt, die zerstreuende Vielfalt aus Ihrem Leben zu beseitigen, sich von nicht mehr Benötigtem zu trennen und Raum für Besinnung zu schaffen. In relativer Leere und Kargheit mag sich leichter dann ein neuer Sinn für das Leben entfalten.

Die schützende Farbe Dunkelblau

Das tiefe Dunkelblau der Heidelbeere legt sich über unsere Schleimhäute und um unser Gemüt wie ein schützender Mantel. Wir können darin in Ruhe reifen wie ein Embryo im Mutterleib und all dem Neuen in unserem Leben entgegenwachsen. Wenn wir ausgereift sind, können wir den Solarplexus, unser schöpferisches Energiezentrum, wie mit einer inneren Sonne wärmend durchstrahlen. Dann können wir nach außen treten und unsere Aufgaben in neuer Würde erfüllen.

Wie die Heidelbeer-Kur durchgeführt wird

Die Heidelbeeren können in jeder beliebigen Art und Weise zubereitet und verzehrt werden: als Kompott, Saft, als Wein und natürlich als frische (oder eingefrorene) Früchte, z. B. mit Milch und bei Bedarf mit etwas Süßmittel, wie Honig, Fruchtzucker oder Birnendicksaft aus dem Bioladen.

Um die Stärke der Heidelbeeren in uns zu integrieren und unter ihrem Schutz zu wachsen wie ein Haus, das Stein um Stein erbaut

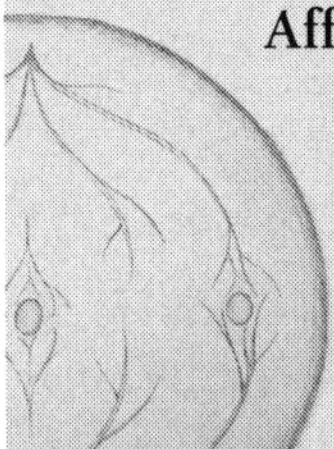

Affirmation

Heute bin ich und fühle ich mich geborgen in einem universellen Lebenshort, der mich mit einem schützenden Sternenmantel umhüllt. Hier finde ich Ruhe und Kraft im Einfachen. Das Vertrauen zu mir selbst kann *jetzt* auf eine wundervolle Weise wachsen. Ich bin mir selbst Geborgenheit, Heimat und Heilung.

Bilderreise

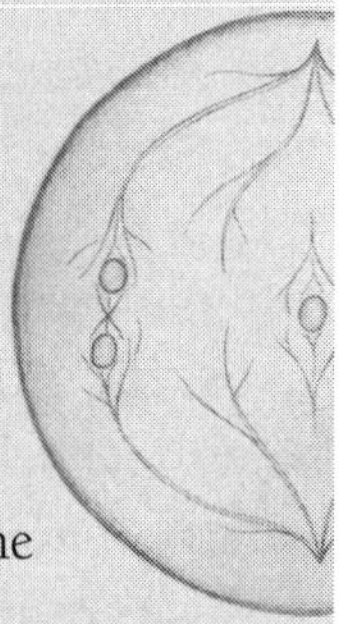

Ich sehe mich selbst als Steuermann und Kapitän in einer Barke, eines kleinen rundlichen, aus Holz erbauten Schiffs, das auf dem Wasser schaukelt. In dieser Barke befinden sich nur wenige und nur für mein Leben und Wohlbefinden wirklich wichtige Dinge. Ich schaue mir an, welche das sind.
Die Sonne scheint und durchwärmt mich mit ihren Strahlen. Ich atme den Duft des sonnenwarmen Holzes tief ein. Die Barke schwimmt auf einem See … auf den Wassern des Lebens … und ich genieße den Wechsel und das heitere Auf und Ab von Wasser, Wellen, Wind und Sonne.
Wohin die Reise gehen mag, das ist derzeit für mich nicht von vorrangiger Bedeutung.

wird, nehmen wir die Heidelbeere jeden Tag mindestens einmal, besser öfter zu uns. Wir spüren es selbst am allerbesten, wie lange wir ihren Schutz für unser inneres Wachstum und unsere Heilung benötigen, doch es ist klug, sich auf eine längere Kurzeit einzustellen. Eine echte »Umstimmung« der seelischen Ausgangslage und damit verbunden eine Heilung körperlicher Probleme braucht Geduld. Gerade bei Kindern sollte man schon mit mindestens 6 bis 12 Monaten rechnen und auch an die notwendige Seelenzuwendung denken!

Heidelbeersaft guter Bioqualität (am besten »Muttersaft«, er enthält 100 Prozent Fruchtsaft ohne Zusätze) gibt's im Reformhaus und im Bioladen. 2- bis 3-mal täglich etwa 3 Esslöffel genügen für die Kuranwendung, Kindern gibt man je nach Alter die Hälfte bis zwei Drittel dieser Dosierung. Gerade vor dem Schlafen eingenommen und so während der Nacht wirksam, erfüllt der Saft der »Bluepower-Beere« seine heilsame Aufgabe besonders gut.

Unterstützende Nahrungsmittel

Aufbauende Karotten, stärkende und entgiftende Äpfel, nervenstärkende Mandeln, ausgleichende Bananen, Sicherheit vermittelnde Mangos, den Hunger stillende Avocados; zarte, feine und kurz gedünstete Gemüse und »sanfte« Speisen, z. B. Kartoffelpüree, Kartoffel- und Gemüsecremesuppen, Backkartoffeln. Haferflocken, feinkrumige Vollkorn-Weizenbrote.

Und was Sie noch für sich tun können

Verdauung und Gemüt schöpfen Kraft im Einfachen. Deshalb gilt es, sich von der Vielheit der Zerstreuungen des modernen Lebens und der damit verbundenen Eindrücke zu mehr Einfachheit in allem zu bewegen. Dies gilt natürlich auch für die Ernährung. Meiden Sie also hier ebenfalls die Vielfalt und suchen Sie das Einfache. Meiden Sie außerdem alles, was Sie nicht so gut vertragen, egal, wie gesund es sein soll. Hören Sie mehr und mehr auf Ihr Empfinden und wählen Sie die Speisen aus, bei deren Verzehr Sie sich ganz instinktiv wohl fühlen.

Erkennen Sie, dass Sie sich in einer Lebensphase befinden, in der Sie sich auf das Einfache, Wenige zurückbesinnen, und machen Sie das Beste daraus. Nach einer Weile werden Sie womöglich feststellen, dass es Ihnen ungeahnte neue Kräfte gibt, die zerstreuende Vielfalt aus Ihrem Leben zu beseitigen, sich von nicht mehr Benötigtem zu trennen und Raum für Besinnung zu schaffen. In dieser Leere und Kargheit mag sich nun vielleicht ein neuer Sinn für Ihr Leben entfalten.

Auch für die Ernährung gilt also: *Meiden Sie* die Vielfalt und suchen Sie das Einfache. Meiden Sie Fleisch und Wurst, zu viel Eiweiß und grobes, dunkles Sauerteig-Vollkornbrot. Auch Müsli, Zitrusfrüchte und zu viel Rohkost sind oft nicht verträglich. Gehen Sie mit Salz wie Zucker sparsam um und verwenden Sie nur sanfte Gewürze in geringen Dosierungen.

Gut zu wissen

Ein hilfreiches und unterstützendes Verfahren ist eine so genannte »Symbioselenkung«, die der Heilpraktiker oder der Naturheilarzt durchführt. Und: Gerade bei chronischen Verdauungsproblemen, die so eng mit dem Gemüt verbunden sind, ist manchmal psychotherapeutische Hilfe unumgänglich.

Und auch hier gilt: Bei chronischen Verdauungsproblemen den Schlafplatz auf elektromagnetische und geopathische Störzonen überprüfen lassen!

Die Mineralsalze bei Beschwerden von Leber, Galle und Verdauungssystem

Die wichtigsten Salze hierfür sind alle, von Nr. 1 bis Nr. 12 – je nach Bedarf.

Mineralsalz Nr.	*Wir wenden es an ...*	*Tabl. tägl.*
1 **Calcium fluoratum**	▶ bei Sodbrennen, Völlegefühl, Durchfällen, Verstopfung, hartem Stuhl, Hämorrhoiden und Fisteln	3–6
2 **Calcium phosphoricum**	▶ bei bitterem Geschmack im Mund; brennender, wunder Zunge; Aufstoßen, Elendsgefühl und Schmerzen im Magen; Blähungen und Durchfall	3–5
3 **Ferrum phosphoricum**	▶ bei Magenentzündung, Erbrechen, Durchfall, Darmentzündung sowie generell allen Entzündungen und zur Sauerstoffversorgung und Durchblutung von Darm und Verdauungsorganen	3–15
4 **Kalium chloratum**	▶ bei allen wässrigen und katarrhalischen Erscheinungen, Durchfall, Blähungen, entzündeten Drüsen, Leberstörungen, Gastritis, Magenkatarrh, entzündetem Verdauungstrakt, Zöliakie und Verstopfung	3–9
5 **Kalium phosphoricum**	▶ bei Mundgeruch, nervöser Magenschwäche, Magengeschwüren, nervösen Durchfällen, Darmschleimhautentzündung (Colitis mucosa), Typhus, Ruhr, Afterschließmuskellähmung und zur Verhütung von Fäulnisprozessen und Gewebszerfall	3–10
6 **Kalium sulfuricum**	▶ bei Magenbeschwerden, Druck- und Beklemmungsgefühl im Oberbauch, Gärungen, Blähungen, Leberbeschwerden, Leberentzündung und Gelbsucht	1–3
7 **Magnesium phosphoricum**	▶ bei Schluckauf, Kloßgefühl im Hals, saurem Aufstoßen, Magenkrämpfen, Sodbrennen; Blähungen, Magen-, Darm-, Gallenkoliken; Darmträgheit,	5–20

Mineralsalz Nr.	*Wir wenden es an …*	*Tabl. tägl.*
	Verstopfung, zu hohem Cholesterinspiegel und Gallenblasenentzündung	
8 Natrium chloratum	► bei zu viel Speichelfluss, trockenem Mund, trockenen Schleimhäuten, Sodbrennen; Magendrücken, -entzündung, -geschwür; Völlegefühl, Blähungen, chronischem Magen-Darm-Katarrh, Diabetes, Durchfall, Verstopfung; stechenden, brennenden Afterbeschwerden *Zur Dosierung siehe S. 54f.*	
9 Natrium phosphoricum	► bei saurem Geschmack im Mund, Aufstoßen, Erbrechen, Sodbrennen, sauren Magen-Darm-Störungen, Durchfällen und Hämorrhoiden ► zur Neutralisierung von Säuren (auch überschüssiger Magensäure); zur Ausscheidung von Kristallisierungen und Sandablagerungen, bei Gallengries und -steinen	3–10
10 Natrium sulfuricum	► bei Leberschwellung, -schmerzen, -entzündung und -schweregefühl; Diabetes, Gallensteinen, Gallenstauung, Gallengries und Migräne ► bei Magen-Darm-Störungen; wässrigen, galligen, kolikartigen Durchfällen; schneidenden Bauchschmerzen und Blähungen ► als ein hervorragendes Stoffwechsel-, Leber- und Gallenfunktionsmittel, das auch die Ausscheidungstätigkeit des Darms unterstützt	3–9
11 Silicea	► bei schlechtem, pappigem Geschmack im Mund; schwer abgehenden Blähungen, Verstopfung, Hämorrhoiden, Aftereinrissen und -fisteln ► zur Steigerung der Widerstandsfähigkeit gegen nervliche Reize, die vielerlei Magen-, Darm- und Verdauungsprobleme auslösen und erhalten können	3–6
12 Calcium sulfuricum	► bei Magen- und Darmgeschwüren und chronischem Durchfall ► ein Hauptmittel bei Eiterungen/Abszessen, besonders solchen, die auf andere Mittel ungenügend ansprechen	3–4

Ein Kurbeispiel bei Durchfall und Darmkatarrh

morgens und vormittags	*nachmittags bis abends*	*vor dem Schlafengehen*
Nr. 3 – D6 – 3 Tabl.	Nr. 4 – D6 – 3 Tabl.	Nr. 3 – D3 – 1 Tabl.
Nr. 4 – D3 – 3 Tabl.	Nr. 7 – D3 – 3 Tabl.	Nr. 7 – D6 – 2 Tabl.
Nr. 5 – D3 – 3 Tabl.	Nr. 8 – D3 – 1 Tabl.	Nr. 11 – D12 – 1 Tabl.
	Nr. 10 – D6 – 2 Tabl.	

Unterstützend wirken: zu Beginn Fasten, Wärme, schwarzer Tee ohne Zucker; dann roh geriebene Äpfel; nach Besserung und zum Aufbau der Schleimhäute Heidelbeer-Muttersaft, Karottenpüree.

Ein Kurbeispiel bei Darmträgheit

morgens und vormittags	*nachmittags bis abends*	*vor dem Schlafengehen*
Nr. 1 – D12 – 3 Tabl.	Nr. 2 – D6 – 2 Tabl.	Nr. 1 – D12 – 3 Tabl.
Nr. 3 – D6 – 5 Tabl.	Nr. 3 – D6 – 5 Tabl.	Nr. 3 – D6 – 5 Tabl.
Nr. 7 – D6 – 5 bis 10 Tabl.	Nr. 7 – D6 – 5 bis 10 Tabl.	Nr. 7 – D3 – 1 Tabl.

Auch das Salz Nr. 8 einige Tage lang zusammen mit Nr. 7 und Nr. 3 ausprobieren. Unterstützend wirken u. a. grobkörniges Vollkornbrot, Müsli, Haferflocken, Sauermilch, Kefir, eingeweichte Trockenpflaumen, Sesam, Leinsamen sowie gedünsteter oder gekochter Fisch mit Salaten und natürlich: viel trinken!

Ein Kurbeispiel zur Stärkung von Leber und Galle

morgens und vormittags	*nachmittags bis abends*	*vor dem Schlafengehen*
Nr. 3 – D6 – 3 Tabl.	Nr. 3 – D6 – 3 Tabl.	Nr. 7 – D6 – 10 Tabl. als »heiße Sieben«
Nr. 4 – D6 – 3 Tabl.	Nr. 6 – D3 – 3 Tabl.	Nr. 11 – D6 – 1 Tabl.
Nr. 7 – D12 – 3 Tabl.	Nr. 7 – D3 – 10 Tabl.	
Nr. 10 – D6 – 5 Tabl.		

Ein Kurbeispiel bei kalten Händen und Füßen

morgens und vormittags	*nachmittags bis abends*	*vor dem Schlafengehen*
Nr. 3 – D6 – 3 Tabl.	Nr. 3 – D6 – 3 Tabl.	Nr. 3 – D6 – 3 Tabl.
Nr. 6 – D3 – 1 Tabl.	Nr. 6 – D3 – 1 Tabl.	Nr. 6 – D3 – 1 Tabl.
Nr. 10 – D6 – 3 Tabl.	Nr. 10 – D6 – 3 Tabl.	Nr. 10 – D6 – 3 Tabl.
Nr. 11 – D3 – 1 Tabl.	Nr. 11 – D6 – 1 Tabl.	Nr. 11 – D6 – 1 Tabl.

Unterstützend wirkt eine heiße Heublumenpackung (gibt's in der Apotheke) – auf den Leberbereich legen, warm einhüllen und ruhen. Stärkt und regeneriert die Leber und damit den Wärmeorganismus.

12. Niere, Blase

Die Preiselbeer-Kur

Mut, sich von Destruktivem zu befreien

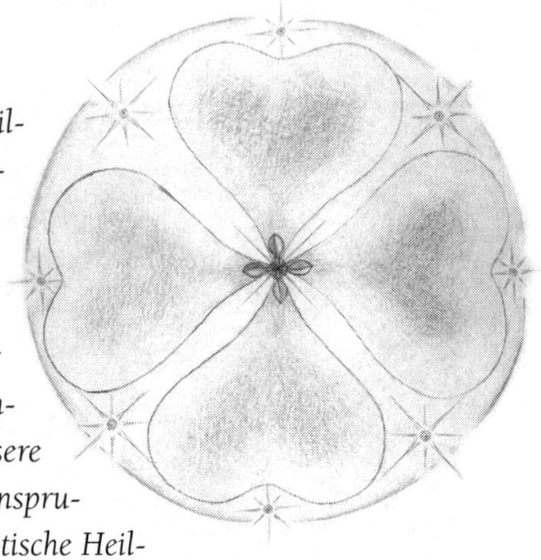

Die Preiselbeere ist die Heilfrucht, die uns den Aufbruchsgeist vermittelt, uns von allerlei »Quälgeistern« zu befreien, seien dies im körperlichen Bereich Bakterien in der Blase oder im geistig-seelischen Bereich Menschen, die uns auslaugen und unsere Zeit und Lebenskraft unmäßig beanspruchen. Die Preiselbeere besitzt antibiotische Heilkräfte und ist, wie auch ihre herrliche tiefrote Farbe signalisiert, eine dem männlichen Prinzip und symbolisch-mythologisch gesehen dem Kriegsgott Mars zugeordnete Pflanze. Sie lehrt uns, ihre speziellen Kräfte in unserem Gemüt zu verankern, uns mutig freizukämpfen, wovon es sich in unserem Leben zu befreien gilt, und unsere Ängste leichter zu besiegen.

Mit Preiselbeeren die Harnwege desinfizieren

Preiselbeeren sind harndesinfizierende Früchte. Sie enthalten noch unbekannte natürliche antibiotische, bioaktive Wirkfaktoren, die das Nieren-Blasen-System stärken und bei chronischer Blasenentzündung und Nierenbeckenentzündung genutzt werden können.

Bewährte Heilkräfte

Die Preiselbeere ist eine seit 140 Jahren in der medizinischen Literatur beschriebene Heilpflanze, die früher in den offiziellen Arzneilisten geführt wurde. Sie enthält neben dem antibiotisch wirkenden Arbutin weitere wirksame Heilstoffe zur Behandlung akuter wie chronisch wiederkehrender Blasen- und Nierenentzündungen. Die Früchte enthalten natürliche Benzoesäure, die bekanntlich als Konservierungsmittel benutzt wird, und sind deshalb vor Pilzbefall weitgehend geschützt. Dies gilt sowohl für die rohen Früchte als

Heilen mit der Preiselbeere

Preiselbeeren, roh, gekocht, als Saft, Kompott, Marmelade oder Wein sind bewährt bei

- Appetitlosigkeit,
- Durchfällen,
- Harnantisepticum sowie
- bei Blasen- und
- Nierenbeckenentzündung.
- Sie werden zudem als Harn anregendes Mittel eingesetzt.

auch für das aus ihnen hergestellte Kompott oder den Saft. Zudem enthalten sie weitere noch ungeklärte antibiotisch wirksame Stoffe sowie Spurenelemente wie Kupfer und Zink. Sie sind reich an arzneilich wirksamen Frucht- und Gerbsäuren, welche mithelfen, die Infektionen der Harnwege in den Griff zu bekommen.

Neuere Erkenntnisse und Forschungen

Dr. Antony Sobota, Professor für Mikrobiologie an der *Youngstown State University* in Ohio, suchte nach verbesserten Behandlungsmethoden für Infektionen der Harnwege, denn mit der sonst üblichen Antibiotikatherapie, welche die Bakterienkörper direkt angreift, war er nicht zufrieden.* Er wollte Möglichkeiten finden, die Bakterien daran zu hindern, sich an die Zellwände des Harntrakts anzuheften. Schwedische Wissenschaftler hatten nämlich herausgefunden, dass Bakterien, welche Infektionen der Harnwege verursachen, besonders zu einer solchen Anbindung an Harnwegszellen

* Die folgenden Informationen sind dem Buch *Nahrung ist die beste Medizin* von Jean Carper entnommen.

Das Preiselbeer-Redpower-Rezept

Zutaten:

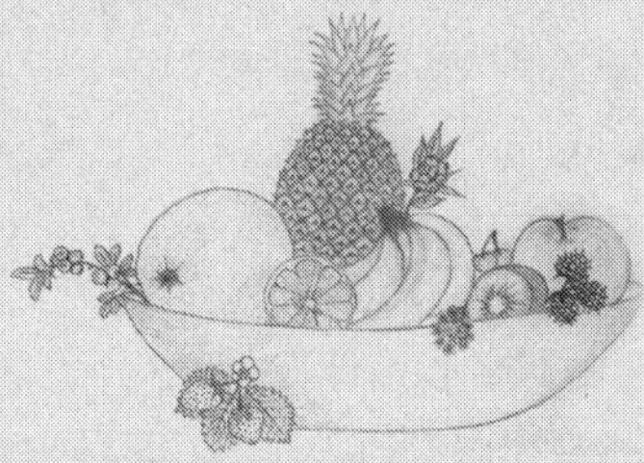

1 EL Preiselbeerkompott
oder -marmelade
1 Joghurt
1 TL frischer Zitronensaft
1 Prise Zimt
1 Msp. Bourbon-Vanille

5 Tabl. Nr. 3 – Ferrum phosphoricum D3
5 Tabl. Nr. 7 – Magnesium phosphoricum D6
3 Tabl. Nr. 9 – Natrium phosphoricum D6
5 Tabl. Nr. 11 – Silicea D12

So wird's gemacht: Die Preiselbeeren mit dem Joghurt verrühren. Eine Bourbon-Vanille-Schote mit einem spitzen Küchenmesser längs aufschneiden, etwas von dem Mark herausschaben und mit einem kleinen Quirl zusammen mit einer Prise Zimt und dem Zitronensaft unter den Joghurt rühren.

Sie können sich mit den angegebenen Salzen zur allgemeinen Stärkung des Nieren-Blasen-Systems mit ¾ Liter heißem Wasser einen Heildrink zubereiten und diesen über den Tag hinweg langsam austrinken.

neigen und so die entsprechenden Krankheiten erst auslösen. Nur jene Bakterien, denen es gelang, mit ihren Filien (das sind haarähnliche feinste Bakterienfortsätze) festen Halt an den Zellen der Harnwege zu finden und sich an diesen in einer Art von Schlüssel-Schloss-Prinzip anzuheften, konnten sich ausbreiten und damit eine Infektion verursachen.

Erfolge von Kollegen, die täglich 2-mal 0,2 Liter Preiselbeersaft als Therapeutikum einsetzten und dabei die akuten Harnwegsinfektionen einer Gruppe von Männern und Frauen zu 70 Prozent verbessern konnten, hörten sich viel versprechend an. Da gab es etwa jenen Fall einer 66-jährigen Frau mit hartnäckiger Nierenentzündung, die innerhalb von 8 Wochen von der Krankheit befreit war und sich noch 2½ Jahre später weigerte, den Preiselbeersaft aufzugeben, weil sie darauf schwor, dass dies die einzige Arznei sei, die ihr helfe.

Dr. Sobota besorgte sich daraufhin in einem Supermarkt Preiselbeernektar und begann mit seinen Versuchen. Vollkommen verblüfft stellte er in mikroskopischen Untersuchungen und später auch am Menschen fest, dass ein unbekannter »Preiselbeerfaktor« die Verankerung der Bakterien an den Harnwegszellen verhinderte und dabei erheblich wirkungsvoller war als die zur Kontrolle verwendeten Antibiotika. Unter dem Mikroskop konnte er sehen, dass die Bakterien auf den Harnwegszellen sozusagen »abperlten« und herunterkullerten wie Regentropfen von einer Fensterscheibe. Der unbekannte »Preiselbeerfaktor« verursachte also vermutlich eine noch nicht erforschte »Rezeptorblockade«. Da sich durch die Preiselbeertherapie die Bakterien offensichtlich nicht in den Wänden

Affirmation

Ich bin eins mit der wurzelnden Kraft aller Natur … Ich ruhe sicher, fest und geborgen in mir selbst und fühle meine eigene Kraft und Macht in mir. (Ihr Kraft- und Machtzentrum liegt etwa 10 Zentimeter unter dem Nabel, im Blasenbereich.)

von Blase und Harntrakt verankern können, werden sie auf unschädliche Weise mit dem Urin aus dem Körper gespült. Dennoch kann sich bei massivem und akutem Keimbefall eine Antibiotika-Therapie als das Mittel der Wahl erweisen.

Signale der Seele bei Nieren- und Blasenproblemen

Nierenbeschwerden können signalisieren, dass wir ein Problem mit unserem Ausgleichsvermögen haben, dass wir der Harmonie zuliebe mehr tun oder zulassen, als uns gut tut; dass wir Partnern, Familienmitgliedern, Chefs und anderen wichtigen Menschen in unserem Leben zu viel Macht über uns geben. Dass wir hoffen, der andere würde sich ändern, wenn wir nur alles und immer noch mehr für ihn tun würden.

Entzündliche Blasenbeschwerden wollen uns darauf hinweisen, dass es brennend wehtun kann, wenn wir uns nicht wehren; dass wir unser Aggressionspotenzial als feuriges Brennen in unsere Blase verlagert haben, weil wir die Augen davor verschließen, dass wir bestimmte Dinge tun oder nicht tun sollen, die für unsere Seele derzeit wichtig sind.

Eine schwache Blase hingegen signalisiert uns, dass wir im Gemüt leicht schlaff und antriebslos werden, wenn wir nicht dafür sorgen, dass unser eigenes Energieniveau wieder aufgefüllt wird, z. B. durch Dinge, die uns immer wieder unsere notwendige Portion Freude spenden.

Die magische Farbe Rot

Die tiefrote Farbe der Preiselbeere signalisiert ganz eindeutig initiative, aktive, herrschende, wenn nötig auch aggressive, ja geradezu

Affirmation

Die wurzelnde Kraft aller Natur ist eins mit mir. Aus dieser Kraft heraus verändere ich mutig meine Zustände. Ich befreie mich von dem, was mich mindert. Ich ruhe in mir selbst.

magische Kräfte. Sie unterstützt unsere Basisenergie und stärkt damit unsere Willensbildung, unsere Schöpferkraft und Handlungsfähigkeit.

Wer täglich mehrmals einige Esslöffel des tiefroten Saftes der Preiselbeere zu sich nimmt (lecker auch mit einem Glas Apfelsaft gemischt!), wird sicherlich bald selbst feststellen können, wie die benötigten Aufbruchs- und Aggressionskräfte zurückkehren, mit denen wir unser Leben heilsam verändern können. Die so ganz besondere rote Farbkraft der Preiselbeere lässt sich ja schon in ihrem speziellen herbsüßen Geschmack nachempfinden.

Die Preiselbeere stärkt das Gewebe der Hohlorgane Blase, Magen und Darm und hat die Fähigkeit, den Harn zu desinfizieren und zu desodorieren, das heißt, sie zerstört Bakterien und leitet diese aus, genauso wie sie Stoffwechsel-Endprodukte, Abfallstoffe und damit verbundene üble Gerüche beseitigt.

Diese Eigenschaften vermitteln sich zudem unserem Gemüt, so dass wir mit ihrer Hilfe auch negative psychische Faktoren bekämpfen und Ängste leichter besiegen können. Sie macht also kämpferisch, die Preiselbeere, und das merken nicht nur wir ziemlich schnell. Denn sie hilft uns, aus unserer Opferrolle herauszuschlüpfen wie aus einem Kokon, unsere Bedrücker, die Räuber unserer Lebenskraft, abzuschütteln und unser Schicksal mutig zu verändern.

Wie die Preiselbeer-Kur durchgeführt wird

Die Preiselbeeren können wir in jeder beliebigen Form zu uns nehmen: als Kompott, als Saft, Wein und natürlich als frische Früchte. Rohe Preiselbeeren sind eher selten zu erhalten, eingemachtes Preiselbeerkompott besitzt jedoch noch genügend von den beschriebenen Kräften. Die für Ihre Beschwerden beste Dosierung

Gut zu wissen

Was die Großmutter lange wusste und heute eine Erklärung gefunden hat: vor allem die Füße warm halten – denn dort entspringt der Nierenmeridian. Bei kalten Füßen wird den Nieren über diesen Meridian die Energie entzogen, was sich dann auf die Blase auswirkt. Natürlich muss man den Blasen- und den Nierenbereich ebenfalls stets warm halten. Man sollte sowohl wärmende Socken und Schuhe als auch warme Unterwäsche und Kleidung tragen. Wer diesen Rat nicht beherzigt, braucht sich über immer wiederkehrende und jeder Therapie trotzende Nieren- und Blasenbeschwerden nicht zu wundern. Heiße Fußbäder und Bäder mit den entsprechenden Salzen und jede Menge heißen Kräutertee (zum Trinken!) ergänzen die Anwendungen. Ihre Kräuterhandlung, der Bioladen, das Reformhaus oder die Apotheke halten erprobte und bewährte Nieren-Blasen-Teemischungen bereit, welche bei Bedarf die Anwendung der Schüßlersalze unterstützen. Und wenn Kinder bettnässen wie bei jeder Art von chronischen Blasenbeschwerden ist Folgendes besonders wichtig: den Schlafplatz auf geopathische, elektromagnetische und sonstige Störzonen überprüfen lassen!

und die Dauer der Kur bestimmen Sie selbst, indem Sie die Veränderung der körperlichen wie der seelischen Problembereiche beobachten. Am sinnvollsten nimmt man die Preiselbeeren öfters am Tag jeweils in kleinen Mengen zu sich – Anhaltspunkt: 1 bis 2 Teelöffel Preiselbeeren 5- bis 6-mal täglich, eingerührt, z. B. in Quark oder Joghurt, oder 3- bis 6-mal am Tag 2 Esslöffel des Saftes. So genannten »Muttersaft« aus Wildpreiselbeeren, mit 100 Prozent Fruchtgehalt und ohne Zusätze gibt's im Reformhaus. Wärmende Gewürze wie Zimt und echte Bourbon-Vanille sowie einige (in einer Pfeffermühle frisch gemahlene) Senfkörner ergänzen und werten die Preiselbeere hervorragend auf.

Preiselbeersaft lässt sich übrigens hervorragend mit Apfelsaft mischen und kann so heiß, mit Zimt oder Glühweingewürz getrunken werden.

Unterstützende Nahrungsmittel

Blasenstärkende Kürbiskerne, schützende, entgiftende Mandeln, generell entzündungshemmende Bananen, wärmende und Stabilität vermittelnde Mangos, mutig machende Stachelbeeren und enzymreiche Früchte wie Kiwis, reife Ananas und Papayas, die alle kraftvoll reinigen und belastendes Eiweiß spalten können.

Und was Sie noch für sich tun können

- *Meiden Sie* während der Kur Fleisch, Wurst, Käse und stark säuernde Nahrungsmittel und Getränke.
- *Unterstützen Sie sich*, indem Sie wenig und hochwertiges Eiweiß – Sauermilchprodukte, Joghurt, Molke, Soja, Tofu – und sehr wenig Salz verwenden. Möglichst oft rohe Früchte und Gemüse, Salate, Reis oder Kartoffeln essen. Immer wieder einmal einen Saftfasten- oder Obsttag einschalten. Und besonders viel trinken!

Achtung! Generell gilt: Gerade bei Nieren- und Blasenerkrankungen (zusätzlich zur Einnahme der Schüßlersalze) unbedingt rechtzeitig kompetente Hilfe vom Heilpraktiker und/oder Arzt in Anspruch nehmen!

Die Mineralsalze bei Nieren- und Blasenbeschwerden

Die wichtigsten Salze hierfür sind
Nr. 3 – Entzündungen, Schmerzen
Nr. 8 – Wärme, bei Festhalten an psychischen (Mit-)Ursachen
Nr. 9 – Entsäuerung
Nr. 11 – zur Ausheilung

Mineralsalz Nr.	*Wir wenden es an …*	*Tabl. tägl.*
1 Calcium fluoratum	▸ bei Inkontinenz, Blasensenkung, schwacher Blase, Schließmuskelschwäche, Bettnässen, Altersblase und Reizblase	3–6
2 Calcium phosphoricum	▸ um die Reinigung zu unterstützen ▸ um bei Blasensenkung oder -schwäche zusammen mit Nr. 1 das Gewebe zu stärken und zu straffen	3–5
3 Ferrum phosphoricum	▸ bei allen akuten und chronischen Entzündungen; bei Infekten, Blasenkatarrh, besonders nach Zug, Durchnässung und Unterkühlung; zur Durchblutung von Blase und Niere sowie zur Steigerung der Abwehr und zur Kräftigung	10–20
4 Kalium chloratum	▸ bei Blasenkatarrh, Inkontinenz und Blasenschwäche ▸ und um leichter loszulassen von alledem, was uns seelisch schwächt und vergiftet	3–5

Mineralsalz Nr.	Wir wenden es an …	Tabl. tägl.
5 Kalium phosphoricum	▶ bei Fäulnisprozessen, Bettnässen (unbedingt den Bettplatz untersuchen lassen!), Inkontinenz, Blasenkatarrh ▶ zur Stärkung der Nerven und Steigerung der Abwehr	3–8
6 Kalium sulfuricum	▶ um die Ausheilung bei Entzündungen zu unterstützen und Grundwärme zu geben und um das Milieu von Niere und Blase zu reinigen	3
7 Magnesium phosphoricum	▶ bei Spasmen und Krämpfen des Nieren-Blasen-Systems; zur Entspannung, Lösung und Linderung stechender oder pulsierender Schmerzen	10–20
8 Natrium chloratum	▶ bei brennender, stechender, ätzender Entzündung und Blasenkatarrh *Zur Anwendung und Dosierung siehe S. 54f.*	
9 Natrium phosphoricum	▶ bei akuter wie chronischer Blasenentzündung; braunem, eitrigem, scharf brennendem Urin; Kristallisierungen, Sandablagerungen, Blasen- und Nierengries und -steinen	6–8
10 Natrium sulfuricum	▶ bei Blasen- und Schließmuskelschwäche, Bettnässen ▶ als hervorragendes Stoffwechsel- und Entgiftungsmittel, das die Tätigkeit von Niere und Blase unterstützt, wärmt und kräftigt	4–10
11 Silicea	▶ bei brennenden, scharfen Blasenschmerzen und besonders bei chronischer Entzündung; zur Stärkung des Nieren-Blasen-Systems, der Abwehrkräfte, der Nerven und des Gemüts und um Sand und Steine ausleiten zu helfen	3–6
12 Calcium sulfuricum	▶ bei Blasenbeschwerden, Entzündungen, Eiterungen, Geschwüren und Abszessen, besonders solchen, die auf andere Mittel nur ungenügend ansprechen	5

Ein Kurbeispiel bei akuter Blasenentzündung

morgens und vormittags	*nachmittags bis abends*	*vor dem Schlafengehen*
Nr. 3 – D3 – 5 Tabl.	Nr. 3 – D3 – 5 Tabl.	Nr. 3 – D3 – 3 Tabl.
Nr. 5 – D6 – 1 Tabl.	Nr. 8 – D6 – 1 Tabl.	Nr. 6 – D3 – 1 Tabl.
Nr. 6 – D3 – 1 Tabl.	Nr. 9 – D3 – 5 Tabl.	Nr. 11 – D12 – 1 Tabl.
Nr. 11 – D6 – 1 Tabl.	Nr. 10 – D3 – 3 Tabl.	

Unterstützend sind besonders Preiselbeeren, Heidelbeeren, Rote Bete. Strikte Bettruhe und Wärme sind erforderlich!

Ein Kurbeispiel bei chronisch wiederkehrender Blasenentzündung

morgens und vormittags	*nachmittags bis abends*	*vor dem Schlafengehen*
Nr. 3 – D6 – 5 Tabl.	Nr. 3 – D6 – 3 Tabl.	Nr. 1 – D12 – 1 Tabl.
Nr. 4 – D6 – 1 Tabl.	Nr. 8 – D6 – 1 Tabl.	Nr. 9 – D6 – 1 Tabl.
Nr. 7 – D6 – 1 Tabl.	Nr. 9 – D6 – 4 Tabl.	Nr. 11 – D12 – 1 Tabl.
Nr. 11 – D12 – 1 Tabl.	Nr. 10 – D6 – 5 Tabl.	

Unterstützend sind besonders Preiselbeeren, Heidelbeeren, Rote Bete. Füße und Nieren-Blasen-Bereich stets warm halten!

13. Frauenbeschwerden, Sexualität, Schwangerschaft, Geburt

Die Sellerie-Kur

Kräfte sammeln und speichern

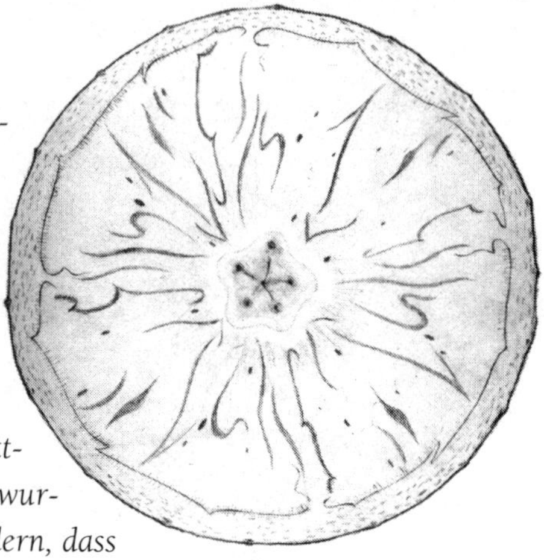

Sellerie wurde von den Ägyptern, Griechen und Römern als Symbol der Jugend und Schönheit wie auch des ewigen Lebens angesehen. Als kultische und heilsame Pflanze stand sie ebenfalls in hohen Ehren, weshalb Sellerielaub etwa den Siegern bei Wettkämpfen um das Haupt gewunden wurde. So braucht es uns nicht zu wundern, dass Sellerie ein ausgesprochenes Sieger- und Kraftgemüse ist. Wir können seine aufbauenden Kräfte spätestens dann nutzen, wenn wir selbst ausgelaugt, geschwächt oder rekonvaleszent sind oder wenn wir Ausdauer brauchen. Die Selleriewurzel speichert Licht, Nährstoffe und Kraft wie ein Energie-Akkumulator und stellt uns die von ihr gesammelten und wärmenden Kräfte wie eine Notfall- oder Reserveausrüstung zur Verfügung. Sie füllt unsere energetischen Grundspeicher auf, weswegen die Sellerieknolle nicht nur »Siegerfrauen« macht, sondern auch für Männer seit langem etwa als potenzsteigerndes Gemüse bekannt ist.

Sellerie durchwärmt, nährt, kräftigt und schützt den gesamten Bereich der Sexualorgane mit seiner erdenden und zugleich feurigen Energie. So können Frauen die wärmenden Kräfte des Selleries bei Problemen in diesem Bereich, z. B. bei Menstruationsbeschwerden wie auch zur Unterstützung bei Kinderwunsch oder zur Erhaltung der Schwangerschaft (etwa nach Fehlgeburten) mit nutzen. Und Männer können sich seine aufbauenden und die Potenz stärkenden Kräfte ebenfalls zunutze machen. Doch hat es natürlich wenig Sinn, einmal ein Stück Sellerie zu verzehren und dann sofort anschließend auf eine Viagra ähnliche Wunderwirkung zu hoffen, sondern hier gilt es natürlich, sich der aufbauenden und wärmenden Heilkräfte des Selleries durch eine kurmäßige Anwendung zu versichern.

Achtung! Der Sellerie nimmt Pestizidrückstände und Schadstoffe wie Blei und Cadmium auf! Zudem hat er durch Überdüngung oft bis zu kindskopfgroße Ausmaße, leider zugleich aber wenig Geschmack! Deshalb: Zu Heilzwecken nur Bio-Sellerie verwenden!

Mit Sellerie die Energie auffüllen

Sellerie enthält, vom Vitamin B12 abgesehen, alle B-Vitamine in ausgewogener Mischung, weswegen er das Anti-Stress-Mittel par excellence ist und damit für Energie und Durchhaltevermögen in

Heilen mit Sellerie

Sellerie kann (neben seiner beschriebenen Kräfte speichernden Wirkung) eingesetzt werden

- bei stressbedingtem Bluthochdruck,
- als harntreibendes Mittel und bei Nierenerkrankungen,
- bei Rheuma und Wassersucht.
- Er wirkt heilsam bei Verdauungsstörungen wie Blähungen und Durchfall, verbessert die Darmperistaltik, kann Verstopfung beheben, stimuliert die Produktion von Magensäure, weswegen er auch bei Appetitlosigkeit und schwachem Magen angezeigt ist.
- Sellerie wirkt kräftigend auf Nerven und Gehirn und
- aktiviert den Kohlenhydratstoffwechsel.
- Sein ätherisches Öl wirkt pilzabtötend in Darm und Schleimhäuten, und
- seine B-Vitamine halten Haut, Haare, Augen und Leber gesund.
- Die entwässernde Wirkung des Selleries ist bei Schlankheitskuren hilfreich einzusetzen.

Das Selleriesalat-Rezept

Zutaten:
1 kleine Sellerieknolle
1 säuerlicher Apfel
1 Tasse Walnusskerne
1 EL Mayonnaise
125 g 10%iger Sauerrahm
oder cremiger Joghurt
2 EL Zitronensaft
1 Hauch Pfeffer
Kräutersalz
½ EL bestes Öl
125 g Feldsalat

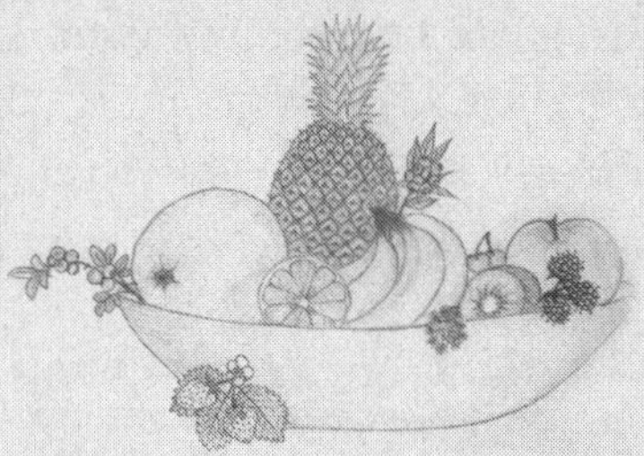

10 Tabl. Nr. 3 – Ferrum phosphoricum

So wird's gemacht: Den Sellerie schälen und auf einer groben Reibe in feine Streifchen hobeln. Den Apfel schälen und in feine Stückchen schneiden. Aus der Mayonnaise, dem fettarmen Sauerrahm (oder dem Joghurt) und dem Zitronensaft eine Salatsauce rühren und unter die Sellerie-Apfel-Walnusskern-Masse ziehen. Da die Salatzutaten eher trocken sind, die Sauce bei Bedarf mit etwas Quellwasser oder Milch verflüssigen. Auf einem Bett aus Feldsalat, der mit etwas Zitrone und gutem Öl beträufelt wurde, mit einigen Walnusskernen anrichten. Dazu passen hervorragend einige Mandarinenscheiben und/oder (für Nichtvegetarier) einige Streifchen gebratene Hühnerbrust.

Aus dem angegebenen Salz können Sie sich mit 1 Liter Wasser einen zusätzlich unterstützenden Heildrink bereiten, den Sie bis zum Abend austrinken.

sämtlichen Bereichen sorgt. Stresshormone im Blut bewirken ein Zusammenziehen der Gefäße. Gegen diese Durchblutungshemmung enthält Sellerie zusätzlich den Wirkstoff 3–n-Bytyl-Phthalid, was für die Libido durchaus nützlich ist.

Die heilsamen Wirkstoffe des Selleries, das Alkaloid Apiin, Glukokinide, Spurenelemente wie Zink, Mangan, Kupfer und die dem Sellerie eigenen ätherischen Öle, entfalten sich am besten im frisch gepressten Rohsaft, oder wenn der Sellerie roh verzehrt wird.

Signale der Seele bei Frauenbeschwerden

Nun gibt es natürlich vielerlei verschiedene Frauenbeschwerden, auf die hier im Einzelnen nicht eingegangen werden kann. Jedenfalls signalisieren ständige oder immer wiederkehrende Probleme im weiblichsten aller weiblichen Bereiche, dass hier ein zentraler Bereich des Frauseins gestört ist und oft genug verletzt wurde.

Manchmal gehen die Verletzungen auf die Zeit vor der Geburt zurück, wenn die Mutter das in ihr werdende Kind ablehnte oder wenn es unbedingt ein Junge werden sollte. Manchmal wird das Neugeborene nicht warm genug empfangen, und es kann sich kein Urvertrauen in dem neuen Erdenbürger bilden. Manchmal wird das Kind von den Eltern in seinem Mädchensein nicht unterstützt, oder es wird sogar missbraucht. Und wie oft gibt es Verletzungen im Frausein durch missbräuchliche Übergriffe vielfältigster Art und dies in der privaten wie in der beruflichen Welt.

Es gibt wohl kaum eine Frau, die nicht gleich mehrere Übergriffe, Verletzungen, Missbrauch, körperliche oder seelische Gewalt, Demütigungen aufzählen könnte, die sie im Laufe ihres Lebens erfahren hat. Die Dunkelziffer ist hoch, denn die meisten dieser Erlebnisse werden verdrängt, jedenfalls kaum ausgesprochen, und so

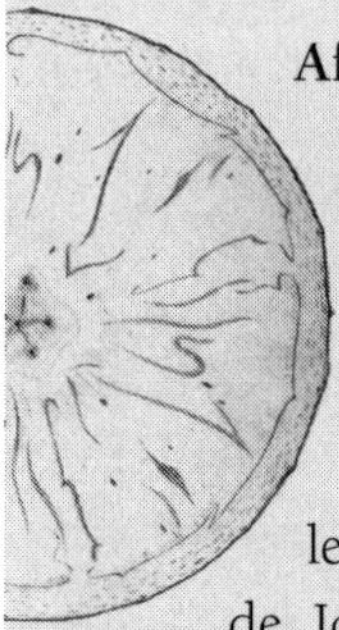

Affirmation

Ich entlasse *jetzt* alte Verletzungen aus meinem Energiekörper und aus meiner Seele. Ich bin geschützt in einem Kreis von blauer Energie, die mich wie ein Schutzmantel umhüllt. Hier bin ich unverwundbar, strahlend wie eine Sonne und hole mir selbst die Sterne meiner Wünsche auf die Erde. Ich vertraue zuerst mir selbst. Ich schenke anderen mein Vertrauen nach reiflicher Prüfung. Ich kann mich abgrenzen, wo nötig, und behalte meine eigene Energie bei mir, wo es angebracht ist.
Ich höre meine innere Stimme immer klarer und tu, was sie mir rät.

führen sie auf der zellulären und organischen Ebene ein Sonderdasein.

Wer sich jedoch diesen speziellen negativen Erfahrungen und seinen Verletzungen stellt, hat die Chance, sich von Grund auf zu heilen. Auch hierfür gibt es vielerlei Möglichkeiten: angefangen von einer Familienaufstellung bis hin zu psycho-kinesiologischen Verfahren, lösender Körperarbeit, therapeutischen Gesprächen oder solchen mit einem oder einer wirklichen Vertrauten; man kann Bach-Blütenessenzen einsetzen und schließlich das Erlebte einem Tagebuch anvertrauen. (Ein Tagebuch kann wirklich zum Therapeuten und Heiler werden!)

Schauen wir uns die Verletzungen an, sind wir bereits auf dem Weg, sie zu heilen. Nun gilt es, sich schon während dieses Prozesses einen Schutzmantel umzulegen, ein neues gedankliches, gefühlsmäßiges und körperliches »Energiekonzept« aufzubauen und auszustrahlen: Jede offensichtliche wie verdeckte weibliche Opferrolle wird beendet. Wir imaginieren vor unserem geistigen Auge täglich und immer wieder, wie selbstbewusst und kraftvoll wir sind und dass uns ein Schutzmantel umgibt. Wir arbeiten daran: Wir nehmen unser Leben schöpferisch und zeugend in die Hand. Wir wissen: Die Zeit des Patriarchats, der Magier, der Macher geht zu Ende. Die Zeit der Magierinnen, der Göttin in jeder Frau, der weiblichen Kraft hat begonnen. Und wir wissen es und fühlen es immer stärker: *Das neue Jahrtausend ist das Zeitalter der Frau!*

Zartweiß für die Anreicherung von Licht

Sellerie ist ein Lichtspeicher. Er speichert das weiße Licht unserer Sonne und sendet es, wenn wir ihn verzehren, in unser Blut und unsere Nerven und erweckt uns zu schöpferischen Taten!

Wie die Sellerie-Kur durchgeführt wird

Sellerie reichert Kräfte in seiner Knolle an. Diese Kräfte können wir in uns aufnehmen, wenn wir ihn lange genug täglich wie eine Heilmedizin verwenden. Ein Viertel einer Sellerieknolle genügt für einen Tag, sofern der Sellerie roh verwendet wird. Wenn Sie einen Entsafter besitzen, mögen Sie vielleicht täglich ein kleines Gläschen Saft trinken. Selleriesaft passt hervorragend zu ebenfalls frisch gepresstem Apfel-, Karotten- oder Rote-Bete-Saft.

Sie können den Sellerie auch in feine Streifchen raspeln und sich einen Salat machen (er eignet sich für vielerlei wundervolle Kombinationen, besonders auch solche mit Äpfeln und Mandarinen!), oder Sie schälen ihn und essen ihn einfach, wie er ist, aus der Hand. Seine entwässernde Wirkung zeigt er vorrangig am Morgen und am Vormittag und bei abnehmendem Mond. Wollen Sie hingegen die aufbauenden Kräfte des Selleries vervielfachen, so wählen Sie eher den späten Nachmittag oder Abend und den zunehmenden Mond für Ihre Sellerie-Anwendung!

Tipp: Kaufen Sie keinen Sellerie, der bereits gewaschen und ohne Laub vorrätig gehalten wird (diese Verkaufssitte ist neuerdings sogar bei Bioware zu beobachten!). Solcher Sellerie hat viele seiner guten Eigenschaften eingebüßt, außerdem ist er ausgelaugt und trocken.

Unterstützende Nahrungsmittel
Ganz besonders die ebenfalls Energie auffüllende Roten Bete. Weiter die seelenstärkenden Karotten sowie im Grunde alle Früchte und Salate, die zu Sellerie einfach lecker schmecken, etwa Mandarine und Feldsalat.

Gut zu wissen

Sellerie könnten wir durchaus als eine magische Pflanze bezeichnen: macht er doch Siegerfrauen und müde Männer munter!

Die Mineralsalze bei Frauenbeschwerden, sexuellen Problemen, zur Erleichterung von Schwangerschaft und Geburt

Die wichtigsten Salze hierfür sind alle – je nach Fall. *Mit Nr. 11 und Nr. 12 bei Schwangerschaften vorsichtig sein!*

Mineralsalz Nr.	Wir wenden es an …	Tabl. tägl.
1 Calcium fluoratum	▸ bei Erschlaffungszuständen, Senkungsbeschwerden, Verlust der Libido, Schmerzen in den Brüsten vor und während der Periode; Menstruationsbeschwerden; Ausfluss; gutartigen, harten Schwellungen (alle 2 bis 3 Stunden, mit Nr. 11 kombinieren) ▸ bei Krampfadern mit Schmerzen; bei Geburtsnarben ▸ *zur Vorbereitung auf die Geburt**: die letzten drei Monate vor der Entbindung täglich 3-mal 2 Tabletten einnehmen und Brust, Bauch, Beckenboden und Beine mit der Salbe einreiben	**3–9**
2 Calcium phosphoricum	▸ um Blut und Gewebe zu erneuern; bei Gebärmutterkrämpfen, Gebärmuttersenkung, Menstruationsbeschwerden, Ausfluss, Schwächegefühl im Unterleib und Rückenschwäche, verstärkter oder verminderter Libido, Hitzewallungen ▸ *bei Schwangerschaftsbeschwerden, zur Vorbereitung auf die und nach der Geburt* wirkt es insgesamt regulierend, zentrierend, straffend und baut nach Blutverlusten auf	**3–9**
3 Ferrum phosphoricum	▸ als Entzündungs-, Fieber-, Schmerz-, Wundmittel; bei Erschöpfungszuständen, Muskelkrämpfen ▸ bei Blutverlust bei zu starker Menstruationsblutung; zur Operationsvorbereitung ▸ *bei Eisenmangel und Ermüdung in der Schwangerschaft zusammen mit Nr. 2, 7 und 8*	**5–10 und mehr**

* Anwendungen, welche den Bereich »Schwangerschaft und Geburt« betreffen, sind *kursiv* gesetzt.

Mineralsalz Nr.	*Wir wenden es an …*	*Tabl. tägl.*
4 **Kalium chloratum**	▶ bei Brustdrüsenentzündung, Eierstock- und Eileiterentzündung, Myom, Zysten, Weißfluss, Krampfadern (mit Nr. 1, 7, 9, 11 – Umschläge und Salbe) ▶ bei Durchblutungsstörungen, Kreislaufschwäche; zur Embolievorbeugung	**2–10**
5 **Kalium phosphoricum**	▶ bei Erschöpfungszuständen; als Sauerstoffüberträger und Energiegeber für die Nervenzellen ▶ zur Blutbildung; bei schwacher Blutzirkulation ▶ bei Muskelschwund und -schwäche, Rückenschmerzen ▶ *bei Schwangerschaftsdepressionen; bei großer Schwäche während der Schwangerschaft und Entbindung und nach der Geburt sowie zur Behandlung von Geburtswunden und -narben*	**3–6**
6 **Kalium sulfuricum**	▶ zur Ausheilung entzündlicher Schleimhautprozesse ▶ bei Mattigkeit und schweren Gliedern *während der Schwangerschaft* zusammen mit Nr. 3	**1–3**
7 **Magnesium phosphoricum**	▶ als Schmerzmittel; zur Entkrampfung und Entspannung innerer Organe; zur Entspannung und Durchlichtung aller Drüsen; bei Thrombosen; zur Entspannung der glatten Muskulatur; bei Bandscheibenbeschwerden und Hexenschuss ▶ bei zu hohem oder zu niedrigem Cholesterinspiegel; zur Thrombosevorbeugung, bei Kreislaufbeschwerden, prämenstruellem Syndrom, Menstruationskrämpfen, Scheidenkrampf, Wechseljahrsbeschwerden, *Krampfwehen* ▶ *es ist ein wertvolles Mittel zur Vorbereitung und während der Geburt* und wird zu diesem Zweck schon etwa drei bis fünf Wochen vorher in einer Dosierung von 3-mal täglich je 3 Tabletten D12 eingenommen; für die Geburt selbst rüstet man sich am besten mit einer großen Thermoskanne heißen Wassers aus, in welchem	**5–10**

Mineralsalz Nr.	Wir wenden es an …	Tabl. tägl.
	etwa 25 Tabletten dieses Salzes in D12 gelöst werden, davon trinkt man dann immer wieder schluckweise, zusätzlich können Umschläge gemacht werden, etwa auf Gesicht und Armen. (Man sollte allerdings die Hebamme und den Arzt rechtzeitig über die Schüßler-Therapie aufklären, denn in nicht homöopathisch aufbereiteter, nicht potenzierter Form wirkt Magnesium wehenhemmend und wäre somit kontraindiziert, ein interessanter Beweis für die homöopathische Umkehrwirkung!) ▶ auch ist es nützlich beim Abstillen und Entwöhnen der Brustkinder angezeigt	
8 Natrium chloratum	▶ um Toxine ausscheidungsfähig zu machen; zur Reinigung des Bindegewebes; zur Neubildung von Zellen; zur Blutbildung; zur Stärkung und Straffung aller Organe ▶ bei schmerzhafter Empfindlichkeit im Lendenbereich; bei Abneigung bis Widerwillen gegen Geschlechtsverkehr und das andere Geschlecht, bei Potenzschwäche, Rückenschwäche nach Geschlechtsverkehr, Trockenheit der Scheide ▶ bei Pubertätsschwierigkeiten, Menstruationsbeschwerden mit Kreuzschmerzen ▶ bei Müdigkeit, Erschöpfung und Kurzatmigkeit mit Herzflattern (besonders beim Treppensteigen), Schwindel, Rückenschmerzen mit großer Schwäche und Zittern am ganzen Körper *während der Schwangerschaft* *Zur Dosierung siehe S. 54f.*	
9 Natrium phosphoricum	▶ bei Brustdrüsenentzündung, Venenentzündung, Krampfadern	**1–4**
10 Natrium sulfuricum	▶ zur Beschleunigung von Stoffwechselprozessen; bei Drüsenschwellungen	**1–6**

Mineralsalz Nr.	*Wir wenden es an …*	*Tabl. tägl.*
11 **Silicea**	▸ bei Drüsenerkrankungen, Schleimhautkatarrhen, Menstruationsbeschwerden und Ausfluss; ▸ bei Krampfadern ▸ bei entzündlichen Gewebsprozessen (strafft alle Gewebe und Bindegewebe sowie die Haut); bei Wunden, Rissen und Narben; bei Zerschlagenheits- und Verrenkungsschmerz und schlaffen Muskeln *besonders nach der Geburt* *Silicea kann möglicherweise eine austreibende oder abstoßende Wirkung entfalten. Während der Schwangerschaft deshalb sehr vorsichtig oder gar nicht anwenden.*	**1–3 und mehr**
12 **Calcium sulfuricum**	▸ bei Entzündung und Schwellung der Schleimhäute und eitrigen Prozessen im Bereich der Geschlechtsorgane; bei Unfruchtbarkeit durch entzündliche Prozesse; bei Eierstock- und Prostata-Abszess; bei Wundsein *Auch dieses Salz kann möglicherweise austreibende, abstoßende Wirkung entfalten. Während der Schwangerschaft deshalb besser nicht anwenden.*	

Ein Kurbeispiel bei Menstruationsbeschwerden und -schmerzen

morgens und vormittags	*nachmittags bis abends*	*vor dem Schlafengehen*
Nr. 3 – D12 – 3 Tabl.	Nr. 2 – D3 – 3 Tabl.	Nr. 3 – D3 – 1 Tabl.
Nr. 4 – D6 – 3 Tabl.	Nr. 3 – D6 – 3 Tabl.	Nr. 7 – D6 – 2 Tabl.
Nr. 7 – D6 – 10 Tabl. (als »heiße Sieben«)	Nr. 7 – D6 – 10 Tabl. (als »heiße Sieben«)	Nr. 11 – D12 – 1 Tabl.

Unterstützend ist Ruhe. Mangos, Heidelbeeren, Rote Bete, Pellkartoffeln mit Kräuterbutter sind förderlich genauso wie Bach-Blüten- oder sonstige Blütenessenzen.

Der Heilstein ist der Lapislazuli. Er wird mit Leukosilk-Seidenpflaster (Apotheke) auf den schmerzenden Unterleib aufgeklebt und muss regelmäßig energetisch entladen werden, z. B. unter fließendem Wasser. Bei starken Schmerzen muss dies bis zu stündlich geschehen, damit der Stein anschließend wieder helfen kann!)

Ein Kurbeispiel bei Potenzschwäche und Libidomangel

morgens und vormittags	*nachmittags bis abends*	*vor dem Schlafengehen*
Nr. 1 – D6 – 3 Tabl.	Nr. 2 – D3 – 3 Tabl.	Nr. 3 – D6 – 5 bis 10 Tabl.
Nr. 2 – D3 – 3 Tabl.	Nr. 3 – D6 – 3 Tabl.	Nr. 4 – D3 – 3 bis 6 Tabl.
Nr. 3 – D6 – 5 Tabl.	Nr. 7 – D3 – 10 Tabl.	Nr. 7 – D6 – 10 Tabl.
Nr. 7 – D12 – 13 Tabl.		Nr. 11 – D12 – 1 Tabl. alle zusammen in heißem Wasser auflösen und trinken

Unterstützend sind neben Sellerie u. a. Rote Bete, Heidelbeeren, Mandeln, Esskastanien und Dill. Stress und Arbeitspensum reduzieren! Das Schlafzimmer evtl. zum Wohlfühlen und nach Feng-Shui-Richtlinien neu gestalten. Blütenessenzen. Sich und dem Partner einmal ein Wohlfühl-Wochenende schenken. Duftende Rosen, ätherische Rosenessenz und Rosenquarz helfen, das Herz zu spüren und sprechen zu lassen.

14. Hyperaktive Kinder

Die Karotten-Kur

Kommunikation friedvoller gestalten

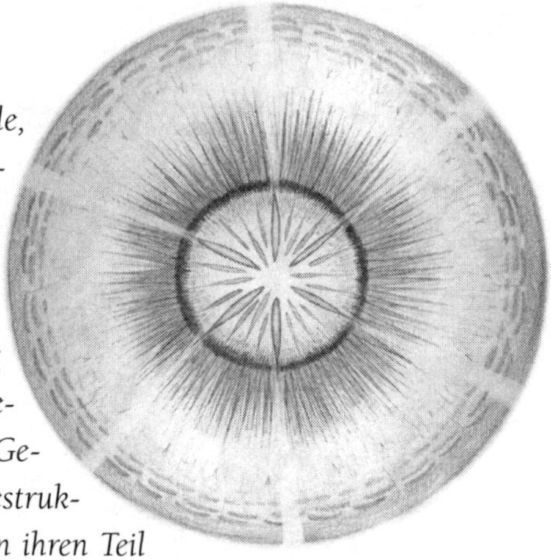

Die Karotte erweckt die Seele, wenn wir ihre Kräfte kurmäßig mit unseren verbinden. Sie wirkt heilsam bei Seelenschmerzen und -verletzungen, die im Gefühlskörper und oft genug auch im zellularen Bewusstsein gespeichert sind. Karotten helfen, Gemütsprobleme, Launischsein und Destruktivität zu verbessern, und sie tragen ihren Teil dazu bei, dass das »Nervenkostüm« schwieriger oder hyperaktiver Kinder mit heilsamen und friedvolleren Schwingungen angereichert wird. Die Karotte ist eine Seelenstärkerin.

Karottensaft und feinst püriertes Karottengemüse sind nicht umsonst das Erste, was Babys zusätzlich zur Muttermilch oder zur adaptierten Milch bekommen. Denn Mütter wissen seit Generationen, dass Karotten nicht nur Heilnahrung, sondern eben auch als die erste Erdenspeise für die angekommenen Erdenneulinge besonders geeignet sind. So können wir die Karottenheilkräfte nutzen, wenn es Probleme mit der erdenden Kraft gibt: »Schwierige« oder hyperaktive Kinder (und die Eltern ebenfalls) haben zu wenig Erdung, ein schwaches und überreaktionsbereites Nervensystem, eine dünne Haut samt Schleimhaut, die überreagiert. Sie nehmen alles aus der Umgebung auf und spiegeln es. Die Karotte stärkt den erdenden Prozess, schützt und stärkt Haut, Schleimhäute und Nerven und nährt das Gemüt.

Mit der Karotte das Blut wärmen, die Psyche umstimmen und kräftigen

Die Karotte, mit ihren 28 000 IE Vitamin A pro 100 Gramm, ist ultimativer Meister auf dem Gebiet der Darmsanierung, der Bekämpfung von freien Radikalen und des Haut- und Augenschutzes.

Für den Schutz des Immunsystems und der Körperzellen sorgt ihr Reichtum an Selen, der auf diese Weise die Widerstandsfähigkeit gegen Infektionskrankheiten erhöht.

Sie ist außerdem reich an Kalium, das Stoffwechselvorgänge und Muskeltätigkeit unterstützt. Weiterhin enthält sie Calcium, Natrium, Phosphor und Magnesium sowie einen beachtlichen Anteil an Vitamin E (Fortpflanzungs- und Fruchtbarkeitsvitamin).

Karotten stärken das Gedächtnis und die Nervenkraft, was sie zu einem Aufbaumittel, besonders für Kinder macht.

Um frischen und sehr leckeren Karottensaft herzustellen, braucht es kein Rezept, nur einen Entsafter! Interessanterweise habe ich schon öfters gehört: »Karottensaft, ach, den mag ich nicht trinken, der schmeckt mir nicht.« Auf mein Nachfragen stellte sich dann stets heraus, dass sich diese Beurteilung auf käuflichen und somit

Heilen mit der Karotte

Karotten werden eingesetzt

- zur Kräftigung der Nerven, bei nervösen Spannungen und Nervenstörungen,
- um die Widerstandsfähigkeit gegen Infektionskrankheiten zu erhöhen,
- bei Magen-Darm-Katarrh,
- Gicht und Rheuma,
- Lymph- und Lymphdrüsenerkrankungen,
- vergrößerten Mandeln und
- zum Lösen von Schleim bei Bronchialkatarrhen und Bronchialhusten.
- Karotten stärken Herz und Kreislauf und aktivieren den Zellstoffwechsel.

stets *gekochten* Karottensaft bezieht. Dieser schmeckt in der Tat gewöhnungsbedürftig und ist nicht zu vergleichen mit dem herrlichen Genuss und der Heilkraft von frisch gepresstem rohem Karottensaft!

Auch für Karottengemüse braucht's wohl kein Rezept. Wichtig ist nur, dass die Karotten nicht in Wasser gekocht werden, sondern in Butter im eigenen Saft, mit nur 2 bis 3 Esslöffeln Wasser (nur so viel, wie verdampft) nicht zu lange geschmort werden.

Zusatzinfo: In Norwegen bekommen Kinder morgens das so genannte »Oslo-Frühstück«, eine Mischung aus Haferflocken, Milch und Karotten, das nachweislich die Lernerfolge der Kinder unterstützt, die Konzentration fördert und der Ermüdung entgegenwirkt.

Hinweis: Die in der Karotte enthaltenen Karotene sind fettlöslich, darum sollten sie immer mit ein wenig Öl, Milch oder Sahne genossen werden!

Signale der Seele, wenn Kinder hyperaktiv sind

Wenn Eltern ein hyperaktives Kind haben, *müssen* sie sich damit beschäftigen, ob sie wollen oder nicht. Und so besitzt diese geistig-seelische Aufmerksamkeitsstörung ein herausragendes Konzept: Sie *erzwingt* die Aufmerksamkeit der Eltern und Betreuer und legt nahe, das hyperaktive Kind nicht für sich gesondert, sondern die gesamte Familie auch einmal als »Täter-Opfer-System« zu betrachten.

Um das Analysieren und Bewusstmachen der familiären Gesamtsituation und das anschließende umfassende Verändern kommen die betroffenen Eltern sicherlich nicht herum. Dazu gehören außerdem die baubiologischen, elektrobiologischen und naturheilkundlichen Bereiche, gutes Quellwasser und Aufmerksamkeit für eine heilsame Ernährung der gesamten Familie, einschließlich passen-

Zwei Karottensalat-Rezepte

Zutaten:

500 g Karotten

für die Kinder:

100 g süße Sahne
60 g Milch
1–2 TL Fruchtzucker

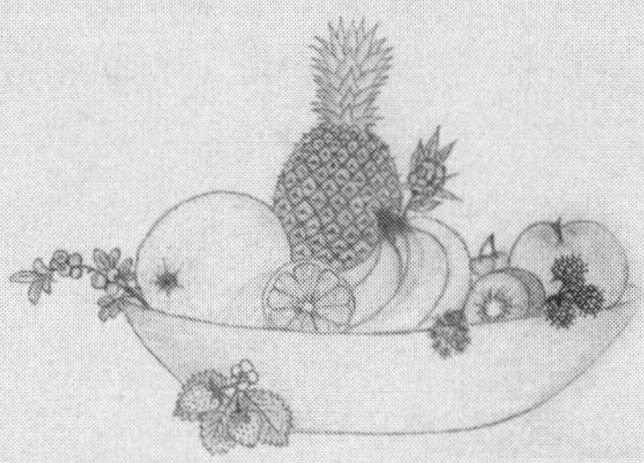

für die Eltern:

125 g saure Sahne
1 EL Zitronensaft
½ Staudensellerie mit Blättern
1 Sträußchen Petersilie
Salz und Pfeffer

1 Tabl. Nr. 5 – Kalium phosphoricum D6
5 Tabl. Nr. 7 – Magnesium phosphoricum D3
1 Tabl. Nr. 11 – Silicea D12

So wird's gemacht: Die Karotten auf einer feinen Reibe in eine Glas- oder Porzellanschüssel raspeln. Die Hälfte davon in eine zweite Schüssel geben.

Die Portion für die Kinder mit der Sahne und der Milch übergießen, mit dem Zucker süßen und sofort genießen. Schmeckt sicher nicht nur den Kindern total lecker!

Die Portion für die Eltern mit der sauren Sahne, dem Zitronensaft, dem sehr fein geschnittenen oder gehobelten Staudensellerie und der gehackten Petersilie mischen, mit Salz und Pfeffer würzen und ebenfalls genießen!

Aus den angegebenen Salzen können Sie sich mit ¾ Liter Wasser einen zusätzlich unterstützenden Heildrink bereiten.

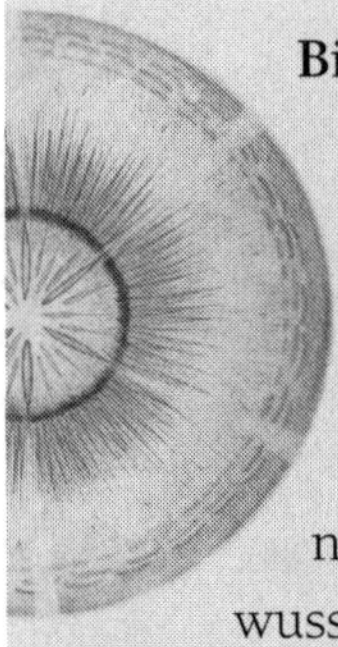

Bildhafte Meditation

Heute beginne ich, mir selbst einen neuen Freiraum für meine Gefühle zu erschaffen. Ich lasse los, was mich bedrängt. Ich betrachte meine Gefühle und lasse sie allesamt zu.

Nun, da ich offen für mich selbst bin und all meine bisher verdrängten Gefühle im Licht des Bewusstseins betrachten kann, entferne ich sie aus meinem Leben wie ein Unkraut.

Ich sehe vor meinem geistigen Auge, wie ich eine Distel zusammen mit ihren Wurzeln sachte und im Ganzen aus der Erde ziehe. An Stelle der stechenden und brennenden Distel entstehen *jetzt* heilende Wärme und Güte in meinem Herzen.

der Nahrungsergänzungsmittel, wie etwa der Afa-Alge, sind unabdingbar, genauso wie Homöopathie und Schüßlersalze, kinesiologische Verfahren, ganz besonders die Psycho-Kinesiologie, und zu guter Letzt ist womöglich ein neuer Umgang mit den Themen »Aufgabenstellungen, Festigkeit und Disziplin« vonnöten.

Über *Die Heilkraft der Afa-Alge* hat Barbara Simonsohn ein sehr interessantes Buch geschrieben. Wer selbst ein hyperaktives Kind hat, sollte besonders die Kapitel zum hyperkinetischen Syndrom lesen. Hier finden Sie Informationen zum Thema, seinen vielfältig möglichen Ursachen, der natürlichen Behandlung mit dem Urheilmittel Afa-Alge sowie zur ärztlich verordneten Therapie mit Ritalin. Ganz ausführlich geht sie auf dieses Thema ein in *Hyperaktivität. Warum Ritalin keine Lösung ist.* Barbara Simonsohn hat aktuelle Erkenntnisse zum Thema ins Internet gestellt. Sie finden diese unter: *http://www.Barbara-Simonsohn.de.*

Orange für Blut und Nerven

Das Orange der Karotte reinigt das Blut und die Seele. Die negativen, vor allem die Täter- und Opfer-Rollen werden mit zunehmender Reinigung leichter und durchschaubarer. Je mehr die Seele mit Orange durchlichtet ist, desto eher finden wir neue Lebensmodelle, die einen adäquateren Umgang mit den Problemen erlauben.

Auf der linken Seite finden Sie eine unterstützende Meditation für die Eltern …

Wie die Karotten-Kur durchgeführt wird

Die Heilkräfte der Karotten sind vorrangig an frisch gepressten Rohsaft und an die rohe Karotte gebunden. Je ¼ Liter Saft wird morgens nüchtern und am Spätnachmittag langsam und schluckweise getrunken. Ein Schuss Sahne im Saft fördert die Resorption fettlöslicher Vitamine. Führen Sie die Karottensaft-Kur etwa 3 bis 4 Wochen lang durch. Danach machen Sie eine Pause und wählen anstelle der Karotten für 4 bis 6 Wochen eine andere Heilfrucht zum Kuren, z. B. die Heidelbeere. Danach können Sie erneut eine Karottensaft-Kur durchführen und dies im Wechsel so weiter gestalten. Natürlich ist es möglich, die Kur zusätzlich mit Karottensalat und geschmortem Karottengemüse zu unterstützen.

Unterstützende Nahrungsmittel

- *Alles Erdende:* Vollkornprodukte, Vollkornnudeln, Vollkornreis.
- *Alles Naturbelassene, rohe, in bester Bio- und Vitalqualität:* viel Obst, Salate, Gemüse, nur allerbestes Öl, besonders Nussöle. Gekochtes darf höchstens ein Drittel der Nahrung ausmachen und sollte dann nur kurz gedünstet sein.
- *Alle dunkelblauen und rotvioletten Früchte und Gemüse:* die Um-

kehrprozesse anregenden Brombeeren, die das Gemüt schützenden Heidelbeeren, nervenstärkende Rote Bete, das Grundenergie stärkende Selleriegemüse und vor allem auch die alle wichtigen Lebens- und Spurenelemente enthaltende Afa-Alge.

Und was Sie noch für sich tun können

Meiden Sie tierisches Eiweiß, Fleisch, insbesondere Schweinefleisch, Wurst und Fisch, minderwertige Fette und Öle und überhaupt zu viel Fett, Weißbrot und weiße Nudeln, Fastfood, Cola-Getränke, vorgefertigte und aufgewärmte Nahrung aller Art, glutaminhaltige Würzmittel.

Gut zu wissen

Hier geht es darum, die Umgebungsreize einzuschränken: Fernsehen sollte auf ein Minimum beschränkt werden. Die Wohnumgebung sollte erdend, klar und aus Naturmaterialien sein, sogar die Farben sollten erdende Eigenschaften besitzen. Halten Sie Ausschau nach Unordnung oder Chaos, schaffen Sie nach und nach immer mehr Einfachheit, Klarheit und Bestimmtheit der Formen. Eine erdende, in sich ruhende Umgebung wirkt sich zunehmend auf das Innenleben der Bewohner aus. Und im familiären Umgang und den anzustrebenden Verhaltensweisen geht es vor allem um Festigkeit.

Und denken Sie daran: Das alles gilt für die gesamte Familie!

Die Mineralsalze beim hyperkinetischen Syndrom

Die wichtigsten Salze sind

Nr. 2 – wirkt steuernd und regulierend auf die Schilddrüse und ist damit das wichtigste Basissalz bei dieser Erkrankung

Nr. 3 – es beruhigt, schenkt Widerstandskraft und vermittelt zunehmende Standfestigkeit, Ruhe und Konzentration

Nr. 9 – reguliert den Säure- und Fettstoffwechsel und gehört damit zu den vier wichtigsten Basismitteln

Nr. 11 – das zweitwichtigste Salz. Als eines der Nervenmittel der Biochemie steigert es die Widerstandsfähigkeit gegen Reize aller Art und hilft, den entgleisten Stoffwechsel zu normalisieren

Mineralsalz Nr.	*Wir wenden es an …*	*Tabl. tägl.*
1 Calcium fluoratum	▸ zum Wachwerden, zur besseren Konzentration	**1–3 und mehr**
2 Calcium phosphoricum	▸ als das Regulationsmittel; zur Harmonisierung und Regulierung der Durchlässigkeit der Zellmembranen und zur Dämpfung übersteigerter Stoffwechselprozesse ▸ um steuernd und regulierend auf die Schilddrüse einzuwirken ▸ um u. a. Nerven, Gehirn, Rückenmark, Drüsen, Blut und Zellkerne zu nähren, zu schützen und zu stärken ▸ als Nähr-, Wachstums- und Regenerationsmittel ▸ als Nahrung für die Nerven und um für angemessene Reizbeantwortung zu sorgen (besonders für Kindergarten- und Schulkinder); es fördert das Selbstbewusstsein	**mehrmals täglich je 1 Tabl. in D3**

Mineralsalz Nr.	Wir wenden es an …	Tabl. tägl.
3 **Ferrum phosphoricum**	▸ zur besseren Versorgung mit Sauerstoff bei allen Entzündungen, auch bei entzündlichen Erscheinungen im nervalen Bereich ▸ zur Stärkung des Wärmeorganismus; um grundlegende Kraft und Wärme zu geben; zur Beruhigung; um Widerstandskraft zu schenken und zunehmende Standfestigkeit zu vermitteln; um Ruhe und Konzentration zu fördern	**mehrmals täglich je 1 Tabl. in D6 auch vor dem Schlafengehen**
4 **Kalium chloratum**	▸ als ein Drüsenfunktions- und Entgiftungsmittel; zur Unterstützung der Ausleitung unpassender und toxischer Stoffwechselprodukte ▸ zur Hilfe, sich besser auf eine Sache auszurichten und sich nicht ständig mit wechselnden Angelegenheiten zu beschäftigen	**1- bis 2-mal täglich 1 Tabl. in D6**
5 **Kalium phosphoricum**	▸ als ein großes Nervenmittel ▸ zur Wirkungsunterstützung von Salz Nr. 11 ▸ als Hilfe bei blockierten Energiekreisläufen	**1- bis 3-mal täglich 1 Tabl. in D6**
6 **Kalium sulfuricum**	▸ zur Fokussierung von Geist und Gemüt und zur Konzentration	**1–3**
7 **Magnesium phosphoricum**	▸ als das große Entspannungs-, Entkrampfungs- und Schmerzmittel: Es wirkt lösend, ausgleichend, entstressend und harmonisierend *Anwendungs- und Dosierungsvorschlag:* Als so genannte »heiße Sieben« einmal bis mehrmals täglich etwa 10 Tabletten D6 in heißem Wasser auflösen und schluckweise trinken	**5–10 und mehr**
8 **Natrium chloratum**	▸ um Grundwärme und Festigkeit zu bringen und zur Stärkung des Wärmeorganismus	

Mineralsalz Nr.	*Wir wenden es an …*	*Tabl. tägl.*
	▶ um den Wasserhaushalt des Organismus zu regeln; um Toxine ausscheiden zu helfen und Seelenverletzungen loszulassen, die sich im Körpergeschehen als Krankheitszustände manifestiert haben *Zur Dosierung siehe S. 54f.*	
9 Natrium phosphoricum	▶ zur Regulierung des Fettstoffwechsels ▶ zur Neutralisierung der Überproduktion von Säuren im Organismus, zur Normalisierung des Stoffwechsels und zur Ausscheidung von Säuren	**3-mal täglich 1 Tabl. in D12**
10 Natrium sulfuricum	▶ bei Bedarf zur Entgiftung	**1–3**
11 Silicea	▶ als das zweitwichtigste Salz beim hyperkinetischen Syndrom und als eines der Nervenmittel der Biochemie, denn es steigert die Widerstandsfähigkeit gegen Reize aller Art und hilft, den entgleisten Stoffwechsel zu normalisieren ▶ um seine vermittelnden, ordnenden, strukturierenden, schützenden, ja geradezu einhüllenden Kräfte bei chaotischem Gemüt, Ängsten, Stress, Zerstreutheit, Vergesslichkeit und Verantwortungsscheu hilfreich zu nutzen *Es ist mit Nr. 2 mischbar und passt hervorragend zu allen übrigen Salzen*	**mehrmals täglich je 1 Tabl. in D12**

Und zuletzt ein Tipp für die gestressten Eltern: Mit Nr. 3 (Ferrum phosphoricum) und immer wieder einmal der »heißen Sieben«, dem Salz Nr. 7 (Magnesium phosphoricum), werden Sie Ihre seelischen Kräfte stabilisieren und so mehr Energie für Ihre herausfordernde Aufgabe zur Verfügung haben.

Ein Kurbeispiel bei hyperaktivem Syndrom

morgens und vormittags	*nachmittags bis abends*	*vor dem Schlafengehen*
Nr. 2 – D3 – 2 Tabl.	Nr. 2 – D3 – 3 Tabl.	Nr. 2 – D3 – 1 Tabl.
Nr. 3 – D3 – 4 Tabl.	Nr. 3 – D3 – 5 Tabl.	Nr. 3 – D3 – 1 Tabl.
Nr. 11 – D3 – 5 Tabl.	Nr. 9 – D3 – 5 Tabl.	Nr. 11 – D3 – 1 Tabl.
	Nr. 11 – D3 – 3 Tabl.	

Gerade beim hyperaktiven Syndrom (einer Erscheinung unserer modernen Zeit) ist es notwendig, die Ernährung konsequent auf naturreine und naturbelassene vegetarische Kost mit hohem Rohkostanteil umzustellen. Besonders Heidelbeersaft in Bio-Qualität und Karotten können sich in einer Langzeitkur über etwa ein Jahr als stärkend, aufbauend und heilungsunterstützend erweisen. Neben Algenpräparaten soll Johanniskrauttee nicht unerwähnt sein. Und außerdem ist eine gesunde Wohnumwelt von sehr hoher Bedeutung in allen Fällen von Beschwerden und Krankheiten, ganz besonders bei hyperaktiven Kindern. Durch eine professionelle Untersuchung können Störzonen aus der Erde, elektromagnetische und/oder toxische Belastungen im Wohnumfeld abgeklärt erden.

Unterstützend sind weiterhin: eine so reizarme und ruhige familiäre Umgebung wie nur irgend möglich. Klare, liebevolle elterliche Führung. Weizen und Weizenkeime. Wenig und nur allerbeste naturreine kaltgepresste Öle. Und täglich einen Becher heiße Milch mit Honig trinken.

Büchertipps

Baubiologie und Adressen, Kräfte der Erde

Bachler, Käthe: *Der gute Platz. Eine große Hilfe für die Gesundheit an Körper, Seele und Geist.* Selbstverlag, 1984 (Bestelladresse: Veritas, Rindermarkt 4, D-94032 Passau).

Endrös, Robert: *Die Strahlung der Erde und ihre Wirkung auf das Leben.* G. A. Ulmer Verlag, Paffrath 1980.

Hartmann, Ernst: *Krankheit als Standortproblem.* Karl F. Haug Verlag, Heidelberg 1967.

Wohnen und Gesundheit. Fachzeitschrift für ökologisches Bauen und Leben vom »Institut für Baubiologie und Ökologie«, Holzham 25, D-83115 Neubeuern (hier finden Sie eine Menge weiterführende Adressen zum Thema »Baubiologie«).

Ernährung, Lichtnahrung

Carper, Jean: *Nahrung ist die beste Medizin.* Econ Verlag, München 1994.

Die große GU Nährwert Kalorien Tabelle. Graefe und Unzer Verlag, München 2000/2001.

Hausen, Monika Helmke: *Die Botschaft der Früchte. Heilkräftige Helfer in der Zeitenwende.* Verlag Hermann Bauer, Freiburg 1998.

Hausen, Monika Helmke: *Die Lichtkräfte unserer Nahrung. Kochen mit Feuer, Spaß und Magie.* Verlag Hermann Bauer, Freiburg 1997.

Höhn, Wolfgang: *Heilfasten mit Früchten. Energie und Gesundheit für Körper und Seele.* Knaur Verlag, München 1995.

May, Dr. med. Wolfgang: *Die Heilkräfte in unserer Nahrung. Wesentliche Inhaltsstoffe und Schadstoffe.* Sonntag Verlag, Regensburg 1989.

Oberbeil, Klaus, und Lentz, Dr. med. Christiane: *Obst und Gemüse als Medizin.* Südwest-Verlag, München 1996.

Simonsohn, Barbara: *Hyperaktivität. Warum Ritalin keine Lösung ist.* Goldmann Verlag, München 2001.

Simonsohn, Barbara: *Gerstengrassaft, Verjüngungselixier und naturgesunder Powerdrink.* Windpferd-Verlag, Aitrang 1999.

Simonsohn, Barbara: *Die Heilkraft der Afa-Alge.* Goldmann Verlag, München 2000.

Simonsohn, Barbara: *Die sagenhafte Heilkraft der Ananas.* Windpferd Verlag, Aitrang 1998.

Simonsohn, Barbara: *Papaya – Heilen mit der Wunderfrucht.* Windpferd Verlag, Aitrang 1998.

Strunz, Dr. med. Ulrich: *forever young. Das Ernährungsprogramm.* Graefe und Unzer, München 2000.

Innere Heilung, Spiritualität, Yoga, Kinesiologie

Beattie, Melody: *Kraft für einen Neubeginn. Wie man aus Krisen gestärkt hervorgeht.* Wilhelm Heyne Verlag, München 2000.

Beattie, Melody: *Kraft zum Loslassen. Tägliche Meditationen für die innere Heilung.* Wilhelm Heyne Verlag, München 1991.

Bolen, Jean Shinoda: *Auf der Suche nach Avalon. Eine Frau entdeckt ihre Spiritualität.* Heinrich Hugendubel Verlag, München 1996.

Budapest, Zsuzsanna: *Der Einfluß der Schicksalsgöttinnen. Lebensphasen als Entwicklungschancen.* Knaur Verlag, München 1999.

Fox, Sabrina: *Die Sehnsucht unserer Seele. Die Lust, den eigenen Weg zu finden.* Goldmann Verlag, München 1999.

Hausen, Monika Helmke: *Das magische Wissen vom Mond. Entfalte deine ganz persönlichen Mondkräfte.* Verlag Hermann Bauer, Freiburg 1998.

Klinghardt, Dr. med. Dietrich: *Lehrbuch der Psychokinesiologie.* Verlag Hermann Bauer, Freiburg 1996.

Redfield, James: *Die Prophezeiungen der Celestine.* Wilhelm Heyne Verlag, München 1994.

Simonsohn, Barbara: *Das authentische Reiki, eine Lösung für die Probleme der heutigen Zeit.* Scherz Verlag, Bern/ München/Wien 2001.

Todd, Lorna: *Im Lichtreich der Engel und Naturgeister. Kontakt und Kommunikation mit unseren unsichtbaren Helfern.* Grasmück, Hanau 2000.

Yesudian, Selvarajan und Haich, Elisabeth: *Sport + Yoga.* Drei Eichen, Hammelburg 1999.

Schüßlersalze, Homöopathie, Lehrwerke

Harnisch, Dr. med. Günther: *Die Dr. Schüssler-Mineraltherapie. Selbstheilung und Lebenskraft.* Lorber- & Turm-Verlag, Bietigheim-Bissingen 1996.

Hausen, Monika Helmke: *Lebensquell Schüßlersalze. Die 12 bewährten Selbstheilungsmittel.* Goldmann Verlag, München 2003.

Hickethier, Kurt: *Lehrbuch der Biochemie.* Bad Ems 1984 (Auslieferung: L. Depke, D-56132 Kemmenau).

Jaedicke, H. G.: *Dr. Schüßlers Biochemie: Eine Volksheilweise.* WzG, Dormagen 1998.

Kellenberger, Richard, und Kopsche, Friedrich: *Mineralstoffe nach Dr. Schüßler: Ein Tor zu körperlicher und seelischer Gesundheit.* AT Verlag, Aarau (Schweiz) 1998.

Madaus, Dr. med. Gerhard: *Lehrbuch der biologischen Heilmittel.* Georg Thieme Verlag, Stuttgart 1938.

Schleimer, Jochen: *Salze des Lebens.* Sonntag Verlag, Regensburg 1994.

Stauffer, Karl: *Klinische Homöopathische Arzneimittellehre.* Sonntag Verlag, Regensburg 1981.

An die Leser und Freunde meiner Bücher

Weitere fundierte Informationen zu den Schüßlersalzen finden Sie in meinem Werk *Lebensquell Schüßlersalze*. Informationen zu heilsamen Nahrungsmitteln, deren Botschaften sowie vielerlei spirituelle Texte von *Göttin Natur* finden Sie in meinen anderen vier Büchern (siehe »Büchertipps« S. 278f.). Mehrere Bücher mit meditativ erhaltenen Informationen für die »neue Zeit« und ein leichteres Leben sind in Vorbereitung!

Das Schüßlersalze-Farbposter

Das Poster zum Buch – ein von mir entwickeltes Farbposter zu den 12 biochemischen Funktionsmitteln nach Dr. Schüßler – hat die Größe DIN A1 (das sind 84,1 Zentimeter x 59,4 Zentimeter) und gibt Ihnen eine schnelle Orientierungshilfe zum Auffinden der passenden Salze, ihren körperlichen und seelischen Heilindikationen, den ihnen zugeordneten Farbqualitäten, der Antlitzdiagnose und Körpermerkmale, Empfehlungen zu Dosierung und Potenz, zu Zeitphänomenen (welche Salze gut dazu passen) und unterstützender Ernährung.
Dieses Poster können Sie bestellen:

in Deutschland für Euro 15,30 inklusive Verpackung, zuzüglich Porto bei:
Eva Maria Peters
Postfach 1140, D-63151 Mühlheim am Main
E-Mail: zoe.arts@gmx.net

in der Schweiz für SFr. 27,– inklusive Verpackung, zuzüglich Porto bei:
PHYTOMED AG, CH-3415 Hasle/Burgdorf
Tel. 0041-344-602211, Fax 0041-344-614163
E-Mail: info@phytomed.ch

Beratungen

Im herausfordernden Jahr 2001 musste ich lernen, mit meinen Kräften zu haushalten und meine Zeit so einzusetzen, dass vorrangig mein innerer

Auftrag – das Vermitteln von Naturwissen und Botschaften im Zeitgeist des neuen Jahrtausends – erfüllt werden kann. Bitte haben Sie Verständnis dafür, dass ich keine persönlichen Beratungen geben und keine schriftlichen therapeutischen Anfragen mehr beantworten kann.
Wenn Sie dennoch Rat und Hilfe von Therapeuten suchen, die mit den Schüßlersalzen arbeiten, so kann ich Sie derzeit an den biochemischen Bund mit den hier abrufbaren Adressen der Landesverbände und biochemischen Vereine verweisen:

Biochemischer Bund Deutschlands e.V.
In der Kuhtrift 18, D-41541 Dormagen
Tel. 0049-2133-72003, Fax 0049-2133-739138
Internet: www.biochemie-net.de
E-Mail: biochemie@bbdnet.de

Wobei allerdings zu sagen ist, dass Sie hier vermutlich eine traditionellere und andere Art des Umgangs mit den Schüßlersalzen finden werden. Einen Therapeuten, der mit Schüßlersalzen arbeitet und ein offenes Ohr für die geistseelischen Bereiche Ihrer Anliegen hat, können Sie selbst erkennen: Hören Sie auf Ihre Intuition! Fühlen Sie sich bei einem Therapeuten wohl, geborgen und kompetent betreut, so *vertrauen* Sie ruhig den Signalen Ihrer Seele.

Freude an Eigenständigkeit wecken

Meine Arbeit will dazu beitragen, den Mut zur eigenen Heilung zu stärken und dabei (soweit möglich) unabhängiger von Fremdautoritäten zu werden. Die Heilkräfte der Nahrungsmittel und die der Schüßlersalze sind besonders gut dafür geeignet, mit ihnen freudvoll zu experimentieren. So erschaffen Sie sich im Lauf der Zeit einen Quell ureigenen Erfahrungswissens, wobei es sinnvoll ist, sich in einem eigens dafür angelegten Heft aufzuschreiben, was zu welcher Zeit wobei geholfen oder was ein körperliches oder seelisches Problem verbessert hat. Und nun viel Freude mit Ihrer Wohlfühl-Kur.

Monika Helmke Hausen
www.Monika-Helmke-Hausen.de

Stichwortverzeichnis körperlicher und seelischer Symptome

F

G

H

I

J

K

T